白夜のティータイム

日本とスウェーデンの移植医療と社会

高井公雄

花乱社

装丁: design POOL（北里俊明・田中智子）

はじめに

私は勤務医ですので、学会で出張中や夏休みの時を除いて、休日も一日一回はできるだけ病院に顔を出すようにしています。患者さんからは「先生、休みはないのですか？」と時に聞かれますが、まじめな勤務医の多くは私と同じようなものですし、同僚の中には一体いつ家に帰るのだろう、という医師もいます。

世間の人は、「お医者さん」と聞くと優雅でお金持ちのイメージが強いのかもしれません。未だに医学部の裏口入学のニュースが世間をにぎわすということは、何とかしてお医者さんになれば幸せが約束されているように錯覚されているのかもしれません。

お医者さんの正月と言っても、特に何をするではなく、大晦日に年越しそばを食べて、「紅白歌合戦」を観て、新年にお雑煮を食べて、初詣に行って、ニューイヤー駅伝と箱根駅伝を観て、年賀状を読んで、お酒を飲んでいるといつの間にか終わってしまうのが常です。

来年は優雅に年末年始を過ごしたいと、毎年のようにお正月には思うのですが、年末年始に海外にいたのはスウェーデンに留学していた時しかありません。海外でお正月を過ごす人々が年末に成田空港から出発するニュース映像を観ながら、勤務医というのは、なんとも貧しい生活をしているのだろうといつも思うのです。

この本に収録したエッセイは、年に四回発行される『下関市医師会報』に「スウェーデン病棟日誌」という本題と「高社会福祉政策と脳死臓器移植を支えるスウェーデンの文化的背景」という副題で連載したものです。二〇一〇年より連載を開始し、二〇一七年からは「医療という風に吹かれて」という題に変更し継続しています。

内容は、勤務医として生きてきた私が、日頃思いつくままを書き記したエッセイです。日々の診療で感じたこと、日本の医療界が抱える問題、その時々の政治やスポーツといった時事について思うところを書いています。一つ一つの文に関連性はないので、いきなり話題が変わることもしばしばです。本にするにあたって、順番を変えたり、分かりやすく書き直したりしています。

今年は何年かぶりにお正月に映画を観に出かけました。その昔は正月映画の定番といえば、渥美清演ずるフーテンの寅さんだったのですが、終了してとても寂しい思いをしていました。今年観たのは『こんな夜更けにバナナかよ』という映画です。簡単にあらすじを書くと、筋肉が徐々に衰える難病・筋ジストロフィーを十二歳の時に発症した実在の人物・鹿野靖明さん（大泉洋）が、いつも王様のようなワガママぶりで周囲を振り回してばかりいました。しかし彼は、自らの夢や欲に素直に生き、憎めない愛される存在でした。その鹿野さんと、彼を支えながらともに生きたボランティアの人々や家族の姿を描いた人間ドラマで、自分に正直に生きることで幸せになれるということを、障害を通して表現した映画でした。

たとえどんな人生であっても、自分に正直に生きることで人は幸せになれるということを、映画『こんな夜更けにバナナかよ』は教えてくれました。そんなこんなで深い意味はなく、スウェーデン生活を書いたことと映画のタイトルを参考にして、本のタイトルを『白夜のティータイム』にしました。最後まで読んで楽しんでいただければ著者の望外の喜びです。

二〇一九年八月

高井公雄

白夜のティータイム❖目次

Ⅰ　日本人が知っているようで知らない日本という国

II　日本が海外の国から学べること

Ⅲ 白夜のティータイム スウェーデンあれこれ

V　日本の医療に差し込む光と忍び寄る影

白夜のティータイム

日本とスウェーデンの移植医療と社会

I

日本人が知っているようで知らない日本という国

長寿と長者

もう二十年以上前の話なので書きますが、腎移植外来でのことです。

五十代後半の車いすの透析患者さんが腎移植を希望され、両親とともに受診されました。透析歴十年で、血圧のコントロールがうまくいかず高血圧症を合併しており、脳梗塞で歩行や会話に障害がありました。

このままでは長生きできないということを自覚されておられ、腎移植を希望されて受診されたのでした。患者さんの診察時、ご両親はどちらも生体腎移植の腎提供者（ドナー）になることを強く希望しておられました。

三人に腎移植について詳しく説明し、そのリスクや成功率などをご説明しました。

腎移植では、腎提供者の自発的な腎提供であることが絶対条件です。家庭内の力関係や事情により誰かが腎提供を強制されることがあってはなりません。当然ながら、腎提供者と移植者の間に金銭のやり取りやその他何らかの代償があってはならないのです。あくまでも、自発的な臓器提供の意思が不可欠で、それをきちんと確認することも移植医の重要な責務です。

移植の説明が終わり、ご両親と相談し、腎提供者を決めなければなりません。

まず父親が診察室に入りました。開口一番、父親が言うには「自分には借金があって返済しなければならないので、ドナーにはなりたくない。腎提供は母親からということにしてほしい。自分が断ったのではなく先生（私）の判断で（腎提供が）できないことにしてほしい」というものでした。

次に呼び入れた母親にドナーになる意思を確かめると、患者の姉（長女）が「お母さんが危険な腎提供をしないでほしい、と泣いて頼むので、ドナーにはなりたくない。腎提供は父親からということにしてほしい。自分が断ったのではなく先生（私）の判断で（腎提供が）できないことにしてほしい」というものでした。

悪いことであってもそれが真実であれば、淡々と正直に患者さんに正確な情報を伝えることは臨床医にとって大切な能力の一つです。しかし、世の中はそんな単純なものではなく、人間の真実には様々なものが内包されています。

医者をやっていると、「真実は誹謗中傷や悪意のある嘘よりもはるかに相手を傷つけることがある」ことに気づきます。若い医学生の頃に持っていた純粋さやニヒルさが、そんな経験で少しずつ薄れ、次第に人間として擦れた医者を形成していくのかもしれません。長く医者をやっていると嘘の上手な人間になるのかもしれません。時にその嘘を発散しないとやっていけないので、ストレス解消に原稿を書くのかもしれません。

かかりつけの患者さんで、盆や正月、連休の前になると入院を希望して家族とともに受診する高齢の女性の患者さんがいました。退院の時にお嫁さんが迎えに来られるのですが、必ず何らかの形で手土産を持って来られるのです。しばらくするうちに、家族が長期旅行に出かけるため、お姑さんを預けに来ているということが何となく分かりました。

今のように、病院が入退院にうるさい時代ではなく、長期入院も可能な時代で、たいして具合が悪くもないのに入院する症例も多かったのです。私たちはそれを〝社会的入院〟と呼んでいました。

もともと腎臓癌で手術を受けられ、その後再発もなく元気に過ごしておられたのです。或る時、胸部レントゲン写真で影のようなものが見つかり再発が疑われました。入院中にCTを撮影し、結局再発ではないことが判明しました。

退院の時にお嫁さんに検査結果を説明したのですが、その時に隠し切れない落胆の表情をされたことは今でも忘れられない記憶として、心の中にわだかまっています。

膀胱癌は再発の多い癌です。悪性度にもよりますが、表在性膀胱腫瘍で無処置の場合、内視鏡的に切除するだけでは術後半年で五〇％の患者さんが再発します。

内視鏡検査を行い、再発を告げるたびに患者の奥さんに微妙な笑みが生じ、入院中「家内は旅行に出かけた」という言葉を寂しそうにつぶやく患者さんの姿が忘れられません。「ちゃんと全て良くなって帰って来てもらわないと困る」という言葉で、奥さんが旅行から帰るまで、通常よりも長い入院を強制される旦那さんは、どう思っていたのでしょうか？

ここに書いた患者さんの家族は多分、鬼ではないのです。患者さんもエゴ丸出しで自分の病気の原因はそっちのけ、自分では努力せずに完璧に治してもらって当たり前と言う人もいます。ましてや家族は本人そっちのけでエゴ丸出しなんて、この世界では珍しいことではありません。

こんな家族を見ながら、自分か家族の中で「邪魔者」になったらどんな気分だろうかと思うことがあります。そんな気持ちに気が付きながら家族として生活することが自分にできるのだろうか、と思うのです。

小林麻央さんや田中好子さんの例で言えば、家族は心から彼女らの回復を願い、悲嘆にくれ、本人も生きたいと願っていたのだと思います。しかし人間は、周囲もまだ「生きていてほしい、死んでもらわれては困ると」思われている時が華なのです。若くして惜しまれて死ぬ、というのはもしかしたら幸せなことなのかもしれません。

私だって、死ぬ時は惜しまれて死にたいと思うことがあります。周囲に悲しんでほしいと思います。でも、そうするためには人よりも早く死ななければなりません。もっと長く生きたかった、という無念とは実は表裏一体なのです。

悲しいことですが、老人になり年をとればとるほど、家庭や社会の中での存在感が薄れていくのです。自分が家庭や会社の中で重要な存在だった時代の家族や友人が、長生きすればするほど少しずつ減っていくのが人生そのものなのです。

長く生きすぎて、社会や家庭の中における存在意義が薄れたり、なくなったりした老人は、居場所がなくなり「邪魔者」になりますが、そんな自分に気がついてもそれでも生きてゆかねばなりません。「邪魔者」になったことを受け入れることができずに、会社やコミュニティの中での立ち位置にしがみついたり、〝独裁者〟になろうとしたり、地域社会の中や趣味のサークル内で意味のない存在感を発揮し、居場所を確保しようとする老人は案外多いのです。

人間は、社会や家庭の中で存在意義が薄れていくことに恐怖感を感じるのかもしれません。年をとるのを受け入れることができず。人生の勝ち負けと結果にこだわり、存在意義を守ろうとする日本人は案外多いのです。

この職業をしていると、老いることを受け入れられない人間の悲嘆や悲哀を見ることがあります。多くの人は長寿を願うのですが、そんな悲哀と長寿が表裏一体なのは、神が人間に与えた呪いなのではないか、と私は時に思うのです。

そう、人間はできれば周囲に「邪魔者」と思われる前にきれいに死ぬ方が幸せなのかもしれません。そんな経験をするたびに、自分は一体いつ死んだらよいのだろうかと思うのです。

「毎日新聞」の川柳の中で、「長寿と長者、選べといわれたらどっちを選ぶ?」といった内容の作品が秀逸を取っていました。一般の方と感覚が違うのでしょうか? お金持ちが必ず幸せかどうかは分かりませんが、長寿よりは長者の方が幸せと一致しやすいような気がするのです。人を長寿にさせることを商売にしている職業の者(医師)がそんなことを思うのは、一般の方には若干の違和感を生じさせるのかもしれませんが。

この仕事をしていて思うのは、自分だけは癌のような月並みな病気には罹らない、自分だけは死なない、と思っている患者さんが案外多いことです。ある日突然、深刻な病気を告げられ驚愕する患者さんを何人も見てきました。

こんなはずでは無かった、こんなことになるのだったらこうしておけばよかった、ああしておけばよかった、と嘆く人は案外多いのです。定年になったら、あれをしよう、これをしよう。子供が独り立ちして経済的に余裕ができたらこれをしよう、と考えている人が、大多数なのかもしれません。

人間は、いつかは誰でも死んでしまうのです。生きているうちに何かしたいことがあるなら、先延ばしせず「今でしょ」の精神ですることが大切だとつくづく感じます。そして、実は「生きているだけで丸儲け」ということが間違いのない真実であることを信じ、それに甘えて上手に生きることが幸せをつかむコツのような気がします。

現代人の勘違い？

最近診療していて、感じることがあります。

最近の人たち（若い人を指しているわけではなく、今を生きているお年寄りも含みます）の中に、人間が死なないものだと勘違いしている人がいるような気がしてならないのです。

そんなことはない、と言われる人が多いと思います。しかし、知識として「死」が避けられないことを知っていても、実際には自分のこととしては理解していない気がするのです。

具体的には書きませんが、尿路系の癌で手術を受け病理組織学的に悪性度の高い進行癌と判明、再発予防の治療を拒否して経過観察をしておられた患者さんが、再発して、手の施しようがないと言われたとたんに、納得できないのでセカンドオピニオンを、というケースが目につくようになりました。

担当医と何らかの行き違いのあるケースもありますが、死を受け入れられない、知識として人が死ぬものだと知ってはいても、自分だけは例外で永遠の命があるもの、と勘違いしている人が増えているような気がします。

いろいろなメディアの発達により、今でも石原裕次郎の映画を観ることは可能ですし、美空ひばりの歌唱姿をテレビで観ることができます。彼らは映像の世界では永遠に生き続けます。逆に言えば、映像や情報の世界では彼らは永遠に変わりません。それが自分に当てはまるかどうかは別にして、人間は不変なものだと勘違いするようなったような気がします。不変なものがどうして死ななくてはならないのか、という疑問が生じているように思えるのです。

八十歳を過ぎた患者さんに、かなり厳しい末期癌であることを説明することがあります。伝えられた側のいろいろな思いはあるにせよ、「仕方が無い、もうそろそろ終わりにしないと」とつぶやく人もいますが、一方、なんでこんなことになったのかと運命（と医者?）を恨み、周囲に当たり散らす人もいます。

当たり散らす患者さんに出会った時に、にっこり笑って、「大丈夫、僕が何とかするから」と嘘をつくお医者さんが正しいあり方なのかもしれません……。

癌の再発でセカンドオピニオンとして受診して、家族は前の主治医の批判を展開、本人はなんでこんなことになったのかと当たり散らす老人を見ると、なんと不幸な晩年を過ごすのだろうと同情すると同時に、医師としてのモチベーションが下がるのです。

「死の原因がおおよそ医療側にある」という思い込みと勘違いは、治療する側とされる側の両方を不幸にします。

医療の大前提は、「寿命と健康を守る」、「人を助ける」です。しかし、建前はどうあれ社会情勢の変化で医療は経済行為になりました。今後の医療の方向が不幸な道にならないよう、そして医療従事者が棘の道を歩くことにならないよう祈るばかりです。

日本人が知らない日本にしかないもの

学生服という言葉があります。狭義には、詰襟かつ立襟の男子生徒・学生用制服を指します。〝学ラン〟とも呼ばれています。広義には、女子生徒用学生服として広く採用されているセーラー服やブレザーも含みます。

もともと、詰襟の学ランは、時に北朝鮮の軍人やミャンマーの軍事政権の指導者たちが似たような服を着ていますが、もともとは陸軍の軍服なのです。セーラー服はその名のとおり水兵（水夫）の服です。平たく言うと、セーラー服は海軍の軍服です。

学ランが学生服になったのは明治時代、セーラー服は大正初期頃に広まりました。なぜ生徒に軍服を制服として着せるようになったかは不明ですが、集団での規律正しい行動を順守させることを日本の教育は重要視しており、そのために軍隊の制服を用いたのかもしれません。

日本人には違和感はありませんが、外国人がびっくりするのがラジオ体操です。学校や職場で、音楽に合わせて一律にジム（ラジオ体操）をする。留学中に仲良くなったスイス人に言わせると、軍隊以外では絶対そんなことはしないとのことで、「刑務所でもしないよ」と笑っていました。

音楽に合わせて一律にジムをする集団行動は、軍隊的な強制による命令順守を想像させ、個人の自由な意思を尊重する欧米的な考え方とは相容れないのだと思います。最近、時々テレビに登場する日体大の集団行動のビデオをこのスイス人に観せたら何と言うでしょうか？

学び舎で、生徒たちに軍服を着せて、音楽に合わせてラジオ体操をさせる。誰が何と言い訳しようとも、日本の外から見れば、子供たちに軍事教練を行っているように見えるのです。軍隊の教育というのは、命令に必ず従い、理不尽なことであってもそれを嫌がらずやるようにすることが目的です。誰がどう見ても、子供たちに軍服を着せて整列させ、ラジオ体操をしている姿からは、幼い頃から国を挙げて軍事教練を行っているように見えるのです。

今どきの日本人には、学生服がもともと軍服だったなんて想像すらできず、知る由《よし》もないのですが、そんなことは日本の外に暮らす人々には理解できません。「平和憲法」は名前だけで、覇権主義、帝国主義の軍事教育を裏では積極的に行っていると見られても仕方がないと思います。

東北大震災の際に、日本人が暴動を起こさず規律正しく行動したことに世界中が驚きました。尊敬されているととらえる向きもあるでしょうが、国民の隅々にまで軍事教練が行き届いている国ととらえる外国人も、決して少数派ではありません。日本に憲法第九条があったとしてもなにをかいわんや、日本が非軍事国家であると信じられていない可能性すらあります。平和ボケした日本人には、学生服がもともと軍服だということが完全に忘れ去られているのです。

それだけではありません。大晦日の国民的イベントである「紅白歌合戦」の壇上で、海軍や陸軍の軍服を着て歌って踊っている若者のグループ歌手すらいるのです。

「彼らは日本の防衛省の慰安かつ勧誘広報部隊で、日本の若者に軍隊に入るよう誘導している政府公認の歌手兼軍人だ」と発言すれば、平和ボケした日本人には気が狂ったように映るか、発言者には「アジ演説を行う極左」というレッテルが張られるかもしれません。しかし、海外でＮＨＫの「紅白歌合戦」のビデオを観ながら、日本を知らない欧米人に私がそう話せば、信じられてしまう可能性があるのが少し怖い気がします。

テレビの長寿番組「ぐるぐるナインティナイン」の人気コーナー「グルメチキンレース・ゴチになります！」でも、レギュラー出演者が軍服を着ています。

高級レストランを舞台に、値段を見ずに各自料理を注文、自分が注文した料理の合計金額を番組が設定した金額に近づけることができるかで勝敗を争う番組です。

最下位で料金を支払った人に、一位の人が「ゴチになります」と体育会系応援団のように礼を言うのですが、この時、学生服でないと感じが出ないのだと思います。江角マキコさんや国分太一さんが出ていた頃はかなり露骨な軍服でしたが、出演者も変化し、最近は軍服の面影を残した可愛らしい服にデザインが変わりつつあります。

自動販売機自体は海外では日本と比較し、もともとかなり少ないのですが、特に煙草とアルコール飲料の自販機が、公共の道路の横に誰でも買える状況で置いてあるのは日本だけです。煙草の自販機はアメリカで見たことがありますが、未成年が立ち入れない酒場の中にあり、料金も上乗せされています。

未成年に喫煙させたくないからといってタスポなどというものを作るのは、いかにも日本人の発想です。本当に子供たちに喫煙させたくなければ、煙草の自販機をすべて撤去すればよいのです。煙草はすべて対面販売にする。未成年に販売したら罰則を設ければよいのです。

世界中のコンビニで煙草は販売されていますが、欧米のコンビニでは客から見える所に煙草は置かれていません。煙草の銘柄を店員に告げると、店員が顔で判断するか身分証明書の提示を求めて、よければレジの下の隠し場所から煙草を取り出します。

アルコール飲料が身分証明書なしに道端で自由に買うことができるなんて、欧米人にとってはあり得ない話です。もちろんスウェーデンでは、アルコールを買うには身分証明書の提示が必要でした。ちなみにアメリカの運転免許証には縦型と横型、二種類のデザインがあります。自由にデザインが選べるのではなく、アルコールが購入できる年齢によってデザインが振り分けられているのです。

一〇〇%アルコール・フリーのノンアルコール・ビールも日本だけにしかありません。私は二十年程前にビールを作ったことがあります。ビールの製造キットと材料は当時渋谷の「東急ハンズ」で販売しており、今でもインターネット通販で購入できるのではないかと思います。

興味を持たれる方はいらっしゃると思いますが、これがなかなか大変で、ビールの大瓶の滅菌が必要です。また、滅菌状態で材料の混入、攪拌《かくはん》、濾過を行う必要がありますが、その量が多いために大掛かりな装置が必要です。最低でも大学のラボ程度の道具立てが必要であり、個人宅では飲むビールの量に対して道具にお金がかかりすぎて無理です。

ビールの製造キットでできるのはノン・アルコール飲料なのですが、これでは、ビールに炭酸が入りません。キットに書いてあるのはここまでで、アルコールを含んだ飲料を製造すると密造酒になり法律に触れます。

どうやってアルコールを作るかというと、できた飲料にビール酵母とブドウ糖を入れて発酵させます。ブドウ糖が分解されて炭酸とアルコールになります。だからブドウ糖と酵母の量によって好きなアルコール濃度のビールが作れるのです。逆に言えば、炭酸が入ってアルコールの入らないビールを作るのはこの製造方法では不可能なのです。

キリンの「フリー」やサントリーの「オールフリー」の製造方法は明かされていませんが、なんらかの方法で炭酸を後から強制的に溶かし込んでいると思われます。

スウェーデンでは、同じ銘柄のビールでアルコール濃度が一－一二％までさまざまなものがありました。一般的にスーパーで売っているのは濃度二・五％の「メランエル」というビールで、かなり飲んでもほろ酔い加減のままで、気分が悪くなったりはしません。二日酔いにはならない濃度なのです。

日本のビールはアルコール濃度が五－六・五％と、世界の中でもかなり高いのが特徴です。病院のレストランでも、昼間にアルコール濃度一％程度のビールが飲料水代わりに販売されていました。なんとなく体が温まり、食欲が増進する程度で、知らずに飲んだらアルコールを摂取したとは分からないと思います。

いろんなルールが厳格化し、コンプライアンスの重要性が叫ばれる昨今、会社や病院でたとえ一％であってもアルコールの含まれている飲料水が販売されることはないと思いますし、それを飲んで自動車の運転をしたり診療したりすれば日本では犯罪になりますが、スウェーデンでは現実的に実害がない程度のアルコールなら許容されていたのです。

日本人には造れないもの

インドに旅行したことのある人は日本にどれくらいおられるのでしょうか？

アグラにあるタージ・マハル廟などが代表的なものですが、インドには世界遺産が三十五件もあるのです。観光したい場所の多いインドですが、治安や衛生面に不安があり、宗教や食事、気候にも若干（？）問題があって観光に行く日本人はそんなに多くはないだろうと思います。

二十年前に移植関係の学会でインドのデリーに行きました。経験者からは「何を食べても下痢をするぞ」と脅されていましたので、日本から飲料水やカップ麺をすべて持ち込みましたが、やはり下痢になりました。歯磨きに使用した水が悪かったようです。

慣れない日本人がインドのムンバイに旅行すると、異常な暑さと合わない食事で体調を崩し、二人に一人はホテルの天井だけを見て帰るのだという話を聞いたことがあります。

そこまでしてどうしてインドに行くのか？と尋ねられることも多いのです。旅のトラブルは慣れるとそのうちに何があっても平気になり、不快感が快い緊張感に変化し、何があっても腹が立たなくなるのです。そこまで来ると、インドの旅にハマった人間になります。

逆にいつまでたっても嫌悪感の消えない人は、二度とインドに行くことはないでしょうし、そこまでしてどうしてインドに行くのか？ということなのだろうと思います。

それだけでありません、インドの旅はいつもカルチャー・ショックと緊張感の連続です。市内をタクシーで移動することがあるのですが、タクシーが赤信号で止まると、痩せた赤ん坊を抱いた少女や、盲いた少年の手を引いた子供が車の外で歌を歌うのです。

日本人社会とはあまりに乖離した光景にショックを受けると同時に呆然とし、財布を取り出してお金を与えようとしたのですが、運転手が激怒し、「窓を開けるな！　あいつらはレプラ（癩病）だ！」と怒鳴るのです。

挙げ句の果てには、青信号になり車が発進したとたんに運転手が、「その金は自分が後であの子供たちに渡しておくから、自分に寄越せ」などと言うのです。

医局員六名とともにインドの国会議事堂の見学に行った時のことです。議事堂の前の道端に蛇使いが三個の籐籠とともに座っていました。

インド人が笛を吹くと籠の中からコブラが顔を出します。もちろん生きた本物のコブラです。愛想のよいその蛇使いに写真を撮ってよいかと聞くと、二つ返事でオーケーでした。コブラと蛇使いを中心にみんなで記念写真を撮りました。

最後に蛇使いが金をくれというので、いくらかと聞きました。ツウェニイと言うので、二〇ルピーでは少なかろうかと案じ、小さい紙幣もなかったので一〇〇ルピー（二百円弱）を握らせました。

「ノー、ノー、二〇ドルだ」と蛇使いが言うのです、相手はコブラという武器も持っています。やむを得ない状況だと考え、みんなで金を出し合い二〇ドルを差し出しました。

またもや「ノー、ノー」と蛇使いが言います。そして「一人二〇ドル」だと真顔で言うのです。僕はにっこり笑って総額二〇ドルを手渡し、次の瞬間、一目散に走って逃げました。

インドのデカン高原にあるアジャンター石窟寺院とエローラ石窟寺院をご存じでしょうか？

二〇一八年九月、僕はどうしてもその石窟寺院を見たくて夏休みを利用し一人旅をしたのです。

成田空港からインドのムンバイまで、直行便で十時間の飛行。翌日、ゴラン高原のアウランガーバードまで飛行機で一時間少々、そこから舗装されていない道路をマイクロバスで二時間半かけて行きました。

文字にすれば簡単そうですが、片道二日半はかかります。道路では、ボコボコの穴や野良牛、野良豚をよけながら進みます。

九月ですが、外は四十度の灼熱地獄です。しかし、バスや建物の中はエアコンがよく効いて寒いのです。その中で、食事と言えば毎回スパイスのよく効いたカレーしかありません。食べると汗が噴き出すのです。毎回タオルで汗を拭くものの、外からバスや建物の中に入るたび、食事ごとに着替えるだけの下着の持ち合わせはありません。昼間は汗をかいたまま極寒(?)のバスや建物の中で過ごすのです。当たり前ですが、それを一日中繰り返すと普通の体力ではすぐに体調が崩れるのです。

観光客を乗せたバスが目的地に近づくと、大勢の人がバスを取り囲みます。そして、争いにならないよう、ボスらしき人物がバスの中の観光客一人一人に担当者を振り分けるのです。

バスから降りると、担当の物売りが寄ってきて自己紹介から始まるのですが、どこまでもつきまとい、結局買うまで離れません。まがい物の色つき硝子に石を接着剤でくっつけて、貴重な地元鉱物の土産と説明します。最初は二〇〇ドルから始まりますが、時間の経過とともに値下がりし、最後、帰りのバスに乗り込む頃には二百円になっています。

今回の、アジャンター、エローラへ旅行の計画ですが、単身での手配旅行は危険が伴うので旅行社のパックツアーを使いました。こういった特殊なツアーは参加する人が数少なく、通常のパンフレットなどありません。

この手のツアー広告はネットのみで行われます。ネットだけで全国から参加者を募集し、最少催行人数に達すれば旅行が催行されますが、申し込んでも人数が集まらず流れることが多いのです。

今回の同行者は私を入れて六人、全員が旅慣れて英会話には不自由なく、それなりの生活をしている雰囲気のメンバーでした。

なぜ私がゴラン高原の石窟を見たかったのか、その理由を述べます。

日本人はとても優秀な民族ですが、世界には日本人には造れない（であろうと私が思う）建造物があるのです。

日本人に造れない建造物なんてない、と思っている日本人は多いかもしれません。アラブ首長国連邦のドバイにあるブルジュ・ハリファという世界一高い二〇六階建てのビル（高さ八二八メートル）。シンガポールにある、三つの高層ビルを屋上のプールで連結したマリーナベイ・サンズという有名なビル。これらもお金と必要性があれば日本でも十分建築可能なのだろうと私は考えます。

アジャンター石窟は岩の渓谷を掘り出して作り出した石窟寺院です。一方、エローラ石窟は大きな岩山を上から削り込んで制作した世界最大の石窟寺院です。

全体の完成には数百年の年月がかかったと考えられています。エローラ最大の石窟、第16窟カーラーサナータ寺院は二〇万トンの岩石を掘り出し造られました。これだけでも少なくとも百年以上の歳月がかかったであろうと考えられています。

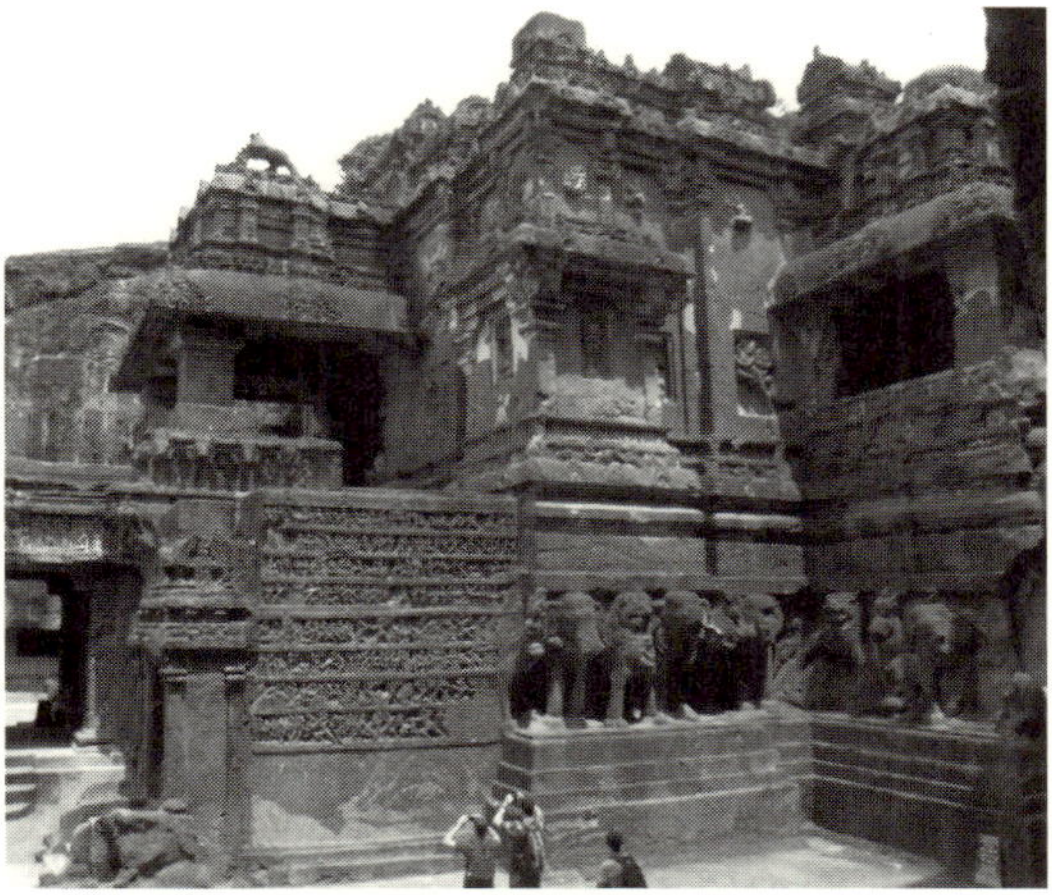

エローラ，第16窟カーラーサナータ寺院

当時の平均寿命を考えれば、少なく見ても全体では十数世代以上の人間が、一つの寺院だけでも数世代の石工が連携・継続して建造物を完成させたのです。

ヨーロッパにも百年以上の時間をかけて数世代の建築家や彫刻家の手を経て建築された建造物があります。スペインのバルセロナにある聖サグラダ家族教会（サグラダ・ファミリア）やイタリアのバチカン市国にある、サン・ピエトロ大聖堂がその代表と言えるでしょう。

サグラダ・ファミリアは、天才建築家アントニ・ガウディが設計し、一八八二年に着工され、今も建築途上です。ガウディが残した詳細な設計図と建築方法を示したものが現存しています。

一方、日本には、日本人が何代もの世代をかけて造った建造物は歴史的建造物として存在しません。なぜかは不明ですが、日本人が造るものは、その時代の権力者や宗教家、大金持ちなどが建築を計画し、その人が生きている間か、延びてもせいぜい次の世代の早期までに完成されたものにほぼ限られるのです。

私には、日本人が百年以上先の数世代後の完成を目指して建築を行い、完成どころかその完成の片鱗すら立案計画者が見ることができないことに日本人は納得できないのではないか、と思うのです。

アジャンターの石窟寺院の中には立派な彫刻の柱が数多くありました。日本人が彫れば、この柱は自分が彫ったと柱に銘を入れるに違いありません。隣の柱、自分の前の世代に彫られた柱とは違う趣向と技術を使い、どの柱がどの時代に誰によって彫られたのか、はっきり分かるようにすると思うのです。

アジャンター石窟寺院の柱は整然と同じ柱がきれいに並んでいました。そんな昔に、設計図があり、何代にもわたって伝えられてきたとは思えないのです。

六世紀末に造られたアジャンター石窟寺院は、十九世紀に再発見されるまで、千年以上もの間、ゴラン高原の奥地で誰の目にも触れられなかったのです。

この石窟寺院は大都市の周辺にあるものではありません。どのくらいの奥地にあるかというと、発見の契機は一八一九年、虎狩りをしていた英国人のジョン・スミスが巨大な虎に襲われ、命からがら逃げ込んだ渓谷で彫刻の一部を発見したことによります。

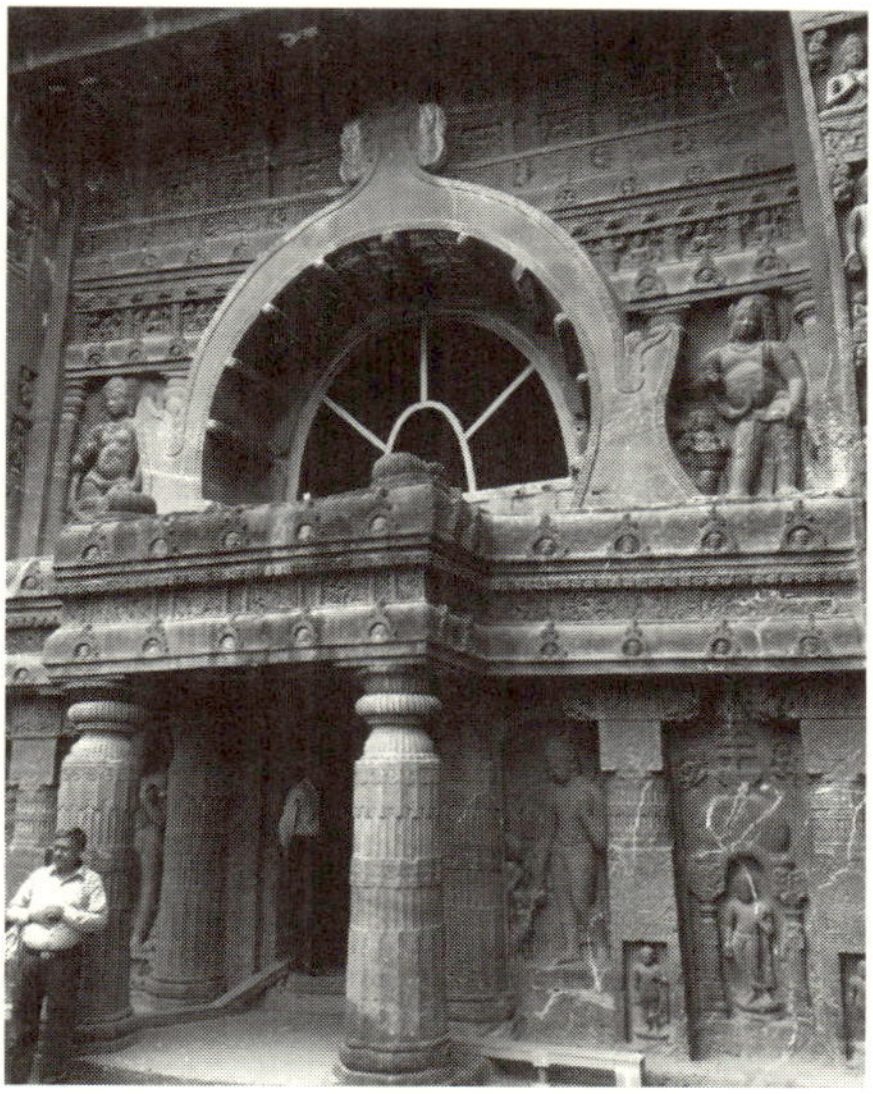

アジャンター石窟，第19窟の入り口

現在の寺院の入り口周囲には土産物屋やレストランがありますが、夕方になると周辺は閉鎖されます。夜になると川にベンガル虎が水を飲みに来るために閉鎖されるのです。

人里から相当に離れた渓谷の中で、自分が生きている間には絶対に完成しない石窟から一生をかけて岩石を掘り出した人々がいるのです。ベンガル虎に襲われて食べられた人もいたに違いありません。百年以上先の数世代後の完成を目指して建築を行い、完成どころかその完成の片鱗すら見ることができないことを、あの石窟を造った人々は受け入れたと思うのです。

サン・ピエトロ大聖堂や聖サグラダ家族教会を見た時には鳥肌が立ちましたが、エローラ石窟寺院を見た時にそれ自体は鳥肌の立つような感動はありませんでした。僕が見たかったのは、完成された石の寺院ではなく、それを造った人々の生き様が知りたかったのです。

人は必ず死にます。そのことを知識で知ってはいても現実として自分が死ぬことは考えたくもない、というのが今の日本人の標準的な考え方だろうと思います。

何百、何千という何世代かのヒンズー教徒たちが人里遙か離れたジャングルの高原、ベンガル虎の住処の近くで、自分の人生の多くを岩石の採掘と彫刻に費やしたのです。

その場所に立った瞬間、僕は確信しました。

寺院の完成より自分の人生が短いことを納得し、一生をかけて石を掘り出すことは日本人には多分できないであろうと。

一方で、日本人は何代にもわたって伝統文化を伝承したり、千数百年にわたって天皇家と天皇制を維持したり、天皇陵といわれる古墳を何者にも触れさせず千年以上保存したり、何百年にわたって同じ形、同じ木造の建築物を定期的に造り、維持することはできるのです。

その違いは、人としての生き様の違いから来るものだと思います。なぜそうかを言葉で考察・説明することは困難ですが、理由はアジャンターとエローラの石窟寺院がその姿と風景で僕に教えてくれた気がします。

緩和ケアとか終末期医療というジャンルがあります。

簡単に言えば、人が穏やかに死ぬために医療従事者はどうしたらよいのか、という学問です。

ある終末期医療の講演会で、自らが末期癌である医師が自らの体験談を述べられたのを聞いたことがあります。その医師は、自分の状態とその運命を避けることができないことを理解しておられ、残された人生を自分がしたいことを精一杯して生き抜こうとされていました。

人間はいつか死ぬものだから、今を大切にしてやりたいことをしながら、日々感謝して生き抜いていくことが人生で大切である、と自身の体験を基に述べられ、末期癌であっても幸せに生きる方法を講演されました。

人として見事な生き方でした。多くの聴衆に感動を呼び起こしたと思います。

しかし、講演の後に質問時間になり、末期癌の夫を看取った奥さんからこんな質問が出ました。

自分の夫は、あれをしたいとかこれをしたいとか言わずに真面目にずっと働いてきた。そんな夫が、末期癌と告げられた瞬間にこんなはずではなかったと全てに絶望し、生きがいを失い、嘆き、後悔しながら死んでいった。本当にかわいそうな最後だった。

末期癌を告げられてもそれを納得し、生きがいを持って生き抜くことなんて普通の人にはできない。医者に癌を告げられたせいであんなことになった……。

講演した医師と質問した奥さんの旦那さんでは、死に対する受け止め方も受け入れ方も全く違います。どちらが正しいという問題ではなく、生き様の違いなのです。

死に至る病に冒された時に、講演した医師の方が楽だろうと思います。そして患者の家族もその方が幸せだろうと思います。だから、私は自分が死ぬ時には、この医師のように穏やかに死にたいと思います。

残念ながら、生き様を他人に教えることも押しつけることもできません。それは生き様であり、自らが納得しなければ会得できないものなのです。

終末期医療の泣き所ですが、医療従事者が他人に最後に死ぬ時の生き様を教えることはできません。医療従事者はその人の生き様を最後まで黙って見守るしかすべはないのです。

ゴラン高原の石窟寺院を見た時に、これを造った人は、人間がいつか死ぬという運命を避けることができないことを理解し、人生を精一杯やりたいことをしながら、日々感謝して生き抜いて死んでいったのでないかと思ったのです。

もしそうでないのなら、ゴラン高原のジャングルの中で黙々と岩石を削り出すだけの人生に満足と充実感が得られるはずがないと思うのです。

千年以上前の話ですが、石工たちは多分、幸せかつ充実した人生だったのだろうと、石窟寺院の中で立ち止まった僕は想像したのです

出入国管理法改正と日本の移民政策

私の住んでいる山口県下関市も人口減少の風が吹いています。特に若い労働人口世代と小児の人口減少が顕在化しています
懇意にしている長門市の開業医さんと話す機会があり、長門では看護師の募集をしても応募がなかなか来ないので困っていると言っておられました。若い世代の人口減少は郡部や日本海側で特に顕著で、数少ない若者も田舎の将来性のなさを見越して都会へ就職先を求める人が多いようです。
旧郡部のみならず、下関市の旧市内でも看護師の不足が少しずつ顕在化しており、「新規開業は、看護師や事務員が集まらず人件費単価が上がっていて苦労するよ」と耳打ちしてくれる開業医の方もいます。開業なんて従業員の給料を払うために稼いでいるようなものと囁く開業医

さんもいます。

最近の開業医さんとの飲み会では、従業員の雇用の話が話題にのぼることが多いのです。ハローワークでは募集が来なかったが、「Indeed」（求人情報検索エンジン）を利用したらすぐに応募があったという情報提供が飛び交っていました。

応募はあるものの、無断欠勤が多かったり、勤務態度が不良だったりで、辞めてもらいたい、退職金を払いたくないのだがどうしたらよかろうか？　などという相談や、看護師の退職にともない新規採用をしたら、その翌月に妊娠と産休の取得を告げられ、思わず文句を言ったら親が労働基準監督署に相談して鹹にもできないという嘆き話もありました。

新規開業の医院が高めの人件費を提示してくるので、ベテラン看護師や事務員がそっちに移動してしまったという話も聞きます。辞めた後の補充で募集をかけるのはよいが、新規に雇用した看護師に今まで勤務していた看護師の給与より高い給与を払うわけにもいかず、人件費の値上げをせざるを得ないと愚痴をこぼす先生もいます。

従業員の人件費を一人月二万円値上げすると、賞与や退職金、社会保険料の使用者負担分その他を含めて年間五十万円近い経費の増加が生じる。従業員が四人いれば二百万円になる。「従業員の給与を支払うために働いているようなもの、やってられネェ」という開業医の方もおられます。

いろいろな統計を見る限り、開業医の平均年収は勤務医のそれと比較して八百万円近く高いのですが、開業医は個人経営で借金して病院を建てているのでそのくらいは当然なのかもしれません。

実際のところ、大体において開業医の先生の自宅は大きく豪華で、自家用車は外車かレクサスが一般的のように思えるので、勤務医からすると「それでも儲かっているでは？」と思うことがあり、世間の人から見れば少しくらい給与を値上げしても痛くも痒くもなかろうと思われていると思いますが、実は大変なのだろうという空気が伝わってくるのです。

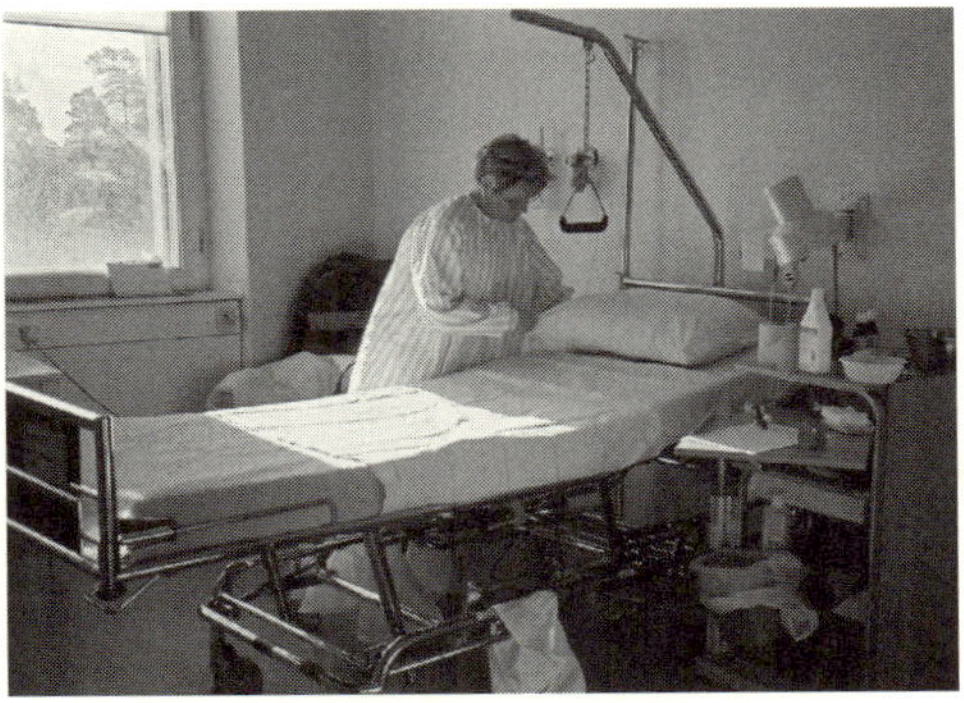

スウェーデンの入院用のベッドメイキングをする看護助手さん。起き上がるための手摺りが鎖でぶらさがっています。シーツが足にないのは靴を履いたまま寝る患者さんが少なからずいるからです。窓の外が白い冬景色です。

山口県は高齢化が進行しており、今後三十年で人口が二割強減少します。特に、十五歳以下の人口は三割減少すると予想されており、人口減少にいつ歯止めがかかるか見通しは立っていません。

特に下関市は、日本の中でも人口減少が著しい自治体です。今後二十年余りで三割程度の人口減が予想されています。これは、全国の人口上位三百市の中での人口減少率が上位十指（もう少しで五指）に入る自治体なのです。

人口減少が患者数の減少に影響を及ぼす前に、医療機関の人手不足が顕在化するとは予想外の出来事だったのかもしれません。人口減少は、地方にとって大きな災厄の元凶になるのではないかと思います。

一方、田舎のみならず都会でも、建設業やサービス業に従事する非正規の若年労働力が減少し、アルバイトの時給が急激に値上がりしつつあるます。

ユニクロを傘下にもつファーストリテイリングも、九〇%を占めていた非正規雇用を減らし、正規雇用を推進しようとしています。都会のコンビニや居酒屋などの外食チェーン店では、日本人の従業員はごく一部の管理職のみで、レジ係やウエイトレスにはアジア系と思われる外国の従業員しか見かけなくなりました。関東の「いきなりステーキ」や「魚民」では、接客はみんな外国人です。

少子高齢化に伴い、介護や製造業、建築業などで若い労働力の深刻な人手不足が懸念されているうえ、それに追い打ちをかけるように働き方改革法案が成立し、時間外労働の制限や有給休暇の取得の義務化が法制化されました。

若くて優秀かつ安価な労働力が今後の日本には必要で、その最も手っ取り早い方法が移民です。

政府は今後の労働力不足対策として出入国管理法を改正したのだと思います。都合よく考えれば、海外から一時的に若者に移住してもらい、サービス業や建設業、小売業や介護サービスでの労働力不足を補うために、そういった業種で働く外国人を増加させる意図だと思います。出入国管理法の根幹にも関わることですが、政府はそういった労働力の担い手に、限られた期間だけ日本に滞在してもらい帰国してもらうような政策を考えているようです。しかし、そういった人々が来日し、日本で結婚、子供を出産し、定住してしまう。その後、親や兄弟、親戚などが頼って来日し、日本で同居し始めるなどといったことが起こります。

若くて健康な人が来て、働いて、税金を納めてくれるのはよいのですが、それに伴って、社会保障費の対象となる人も増加する可能性が高いのです。

日本の治安や社会システムは弱者にかなり優しく作られており、無法スラム街は日本には極めて限局した一部にしか存在しません。そのため、アジアの貧困層から見れば日本は天国のような国で、かなり生活しやすいことは間違いありません。

日本人は、小さいけれども強固なコミュニティを作るのが得意です。逆に言えば、よそ者を排除しやすいのです。「村八分」という日本語がありますが、新しい住人が地方のコミュニティ

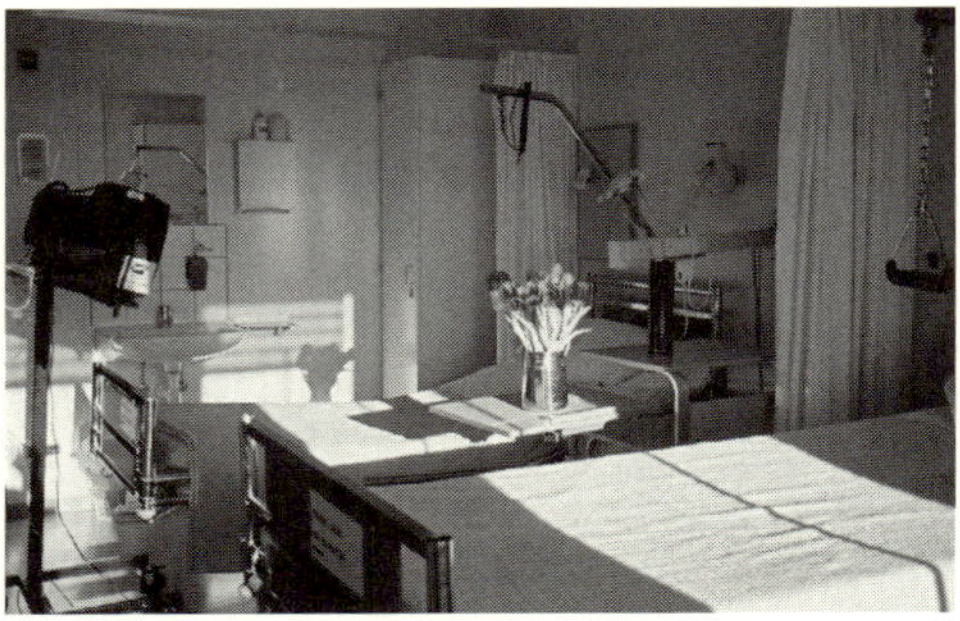

スウェーデンの病室（二人部屋）です。入院前の部屋には，必ず花瓶に生花が飾ってあり，入院患者さんを温かく迎え入れます。

に入ってきた時に、今までそうしてきたからとか、みんながそうしているからという論理で、習慣を新しい住人や新人に強要するのです。そして、それが正しいかどうかを考えることなく、既得権と慣習が優先されるという思い込みがあるのです。

移民に対してコミュニティだけではなく、仕事や教育現場でも同様のことが起これば、いかに時間が経過しても移民たちはその土地になじむことはできません。結果、彼らの生活の質が向上することはなく、差別されているという感情だけが残るのです。

日本人が移民を受け入れようとしない最大の理由がここにあります。

スウェーデンにかぎらず西ヨーロッパの国々は主に　カソリック教徒の国なので銃を出して脅したり、人の頭を殴ったりして金品を奪うことはしません。しかし、盗まれても仕方のない保管の仕方をした自転車や金品を窃盗することには、どうやら抵抗がないようでした。

イタリアのトレビの泉に観光した時のこと、観光ツアーで行ったのですが、観光案内の方からスリの元名人（現在は廃業）を紹介され、彼からスリの手口についてのレクチャーを受けました。いろいろな手段を使って気をそらせ、財布を盗むのですが、暴力的手段を使わずに窃盗することは、どうやら彼らにとって犯罪の範疇に入らないもののようでした。

以上、書いたことは事実です。しかし、大多数の日本人には理解できないと同時に、自分たちが正しくて彼らが間違っていると思い込んでいます。

文化の違いと言ってしまえばそれまでなのですが、こういった文化の違いを理解すれば、難民や移民の受け入れが進むと思います。そして、彼らを受け入れても、それが犯罪やテロの温床にならない予防になると思うのです。

日本の社会システムは人を幸せにしているのか？

「日本人はよく働く」という言葉を耳にします。多くの日本人はそう思い込んでいます。実は、日本人は勤務時間の長さを勤勉と錯覚しているのです。

日本の社会生活、特に職場（会社とほぼ同じ意味で使っています。私が勤務医ですので病院と書いてもいいのですが、誤解を生じる可能性がありますので、あえて職場という表現にしています）に居心地の悪さを感じている人は少なくありません。

私は、スウェーデンに留学してそこで生活することで、日本人の幸福感がスウェーデン人のそれと比較して薄いことに気づきました。そして、その原因としての日本の職場システムの不条理さに気づいたのです。

日本の労働市場の特徴は、終身雇用と年功序列・年功賃金です。日本では職場は家庭であり、職員は家族の一員なのです。終身雇用の見返りとして、日本人は職場のために自分を捧げなければなりません。

日本は、強いレール社会を形成しています。決められた年齢や年限の範囲で進学したり就職したりしないと、進学や就職時に差別を受けるのです。

逆に、レール社会の良いところは、レールに乗っている限りある程度の安全が保障されていることです。終身雇用の正規職員が会社という家庭の一員であるがゆえに、年功序列や年功賃金といった論理がまかり通り、その範囲の中で、能力給や歩合給が存在しています。

現在、日本には労働者が自由に職を変えてやっていける労働市場がありません。そのため、一旦レールを外れると、正規雇用として次に就職することが簡単ではなく、派遣や非正規雇用の職しか自由に移れる場所がないのです。そのため、賢く従順な日本の従業員たちは職場にしがみつき、自分と職場を一体化させて生きるのです。

スウェーデンと比較し、終身雇用という制度の下、日本の労働者は、長時間労働や劣悪な労

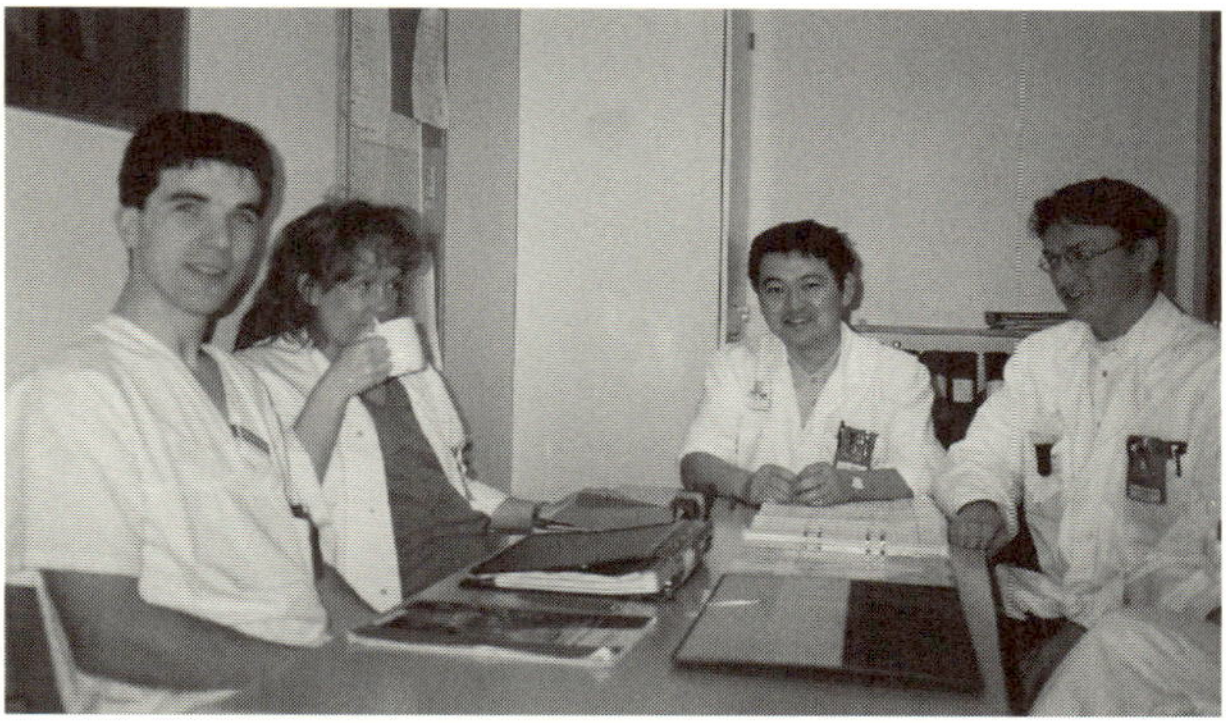

筆者がスウェーデン留学当時の病棟でのカンファレンス風景。早朝の血液検査のデータを見ながら，一日の治療・検査スケジュールなどを話し合う。

働環境に我慢を強いられています。会社のために自分を犠牲にすることを強制され、勤務時間以外に時間の拘束がやたらと長いといった、職場の管理が不条理なものであっても我慢しなければ、終身雇用と年功序列・年功賃金といった見返りがもらえないのです。

日本では、職場をただ単に収入源と考えることは許されていません。職場の従業員は、上司や同僚、また配偶者を含めいろいろな人から職場としっかり結びついているよう期待されます。また、従業員は会社を「一つの家」のように考えて、その一員であると自覚するよう要求されているのです。

新入職員は、道路を掃除させられたり、整列して登山させられたり、冷たい川に入らされたり、座禅を組まされたりします。解釈の違いはいろいろあると思いますが、軍隊の新兵訓練と同じく、個人の意志や自尊心を吹き飛ばすことに効果があるのです。

また、職場の中で理不尽な慣習があっても、新人がそれを改革することは許されません。「今までそうしていたからとか、みんながそうしているから」という論理がまかり通り、新人の正しい意見より、長く職場に住み着いた者の既得権が優先されるのです。

日本では、家族や恋人や友人に捧げる心の中身まで職場に差し出さざるを得ないのです。勤務時間以外に時間の拘束がやたらと長いといった、職場の管理が不条理なものであっても、「シカタガナイ」と自分を納得させるしかないのです。「仕方がない」という言葉の裏には、この状況に納得はしていないが受け入れざるを得ない、という意味が含まれています。そして日本人は「仕方がない」と言えるようになった人を成熟した大人と見なす伝統を持っているのです。

こういった労働環境に納得できない、順応できない若者がフリーターやニートと化しています。古い人には当たり前のことであっても、今の時代には職場に順応できず、簡単に辞めて職場を変える若者が後を絶ちません。だからといって彼らがまとまって政治運動を起こし、労働環境を変えることもないのです。

私はスウェーデンで生活するうちに、日本人が檻の中で生活させられていることに気づいたのです。そして、日本人はそのシステム自体を批判したり改革したりするシステムも持っていないのです。職場に生活のエネルギーを取られ、わずかばかりの自分の時間をスマホゲームで費やすのが典型的な日本人なのかもしれません。

「平和ボケ」と「多数ボケ」

「平和ボケ」という言葉は日本ではいろいろなところで使われます。

ブラック企業として名を馳せた或る居酒屋チェーンの社内教育で、社員に向かって、経営幹部が調理や給仕をもっと早くすることを要求し、「これは戦争だ」と怒鳴るシーンがテレビで放映されたことがあります。その幹部は、（居酒屋）企業間の競争が戦争であることを理解できないのは平和ボケしているからだ、とも発言しました。

もしかしたら平和ボケしているかもしれない日本人にとって、アラブとイスラエルの武力衝突やシリア問題、ロシアのクリミア併合などの問題は、日本から遠く離れた関係のない話なのかもしれません。

日本政府や防衛省は外交の諸問題を検討して、国の安全と平和、日本人の生命と財産を守ることを目指しており、中国の南沙諸島や尖閣諸島での行動や、北朝鮮の核開発を見れば、日本がある程度右傾化し、武力による侵略を阻止する姿勢を示すことはやむを得ないと思われます。

一方で、尖閣諸島や竹島の問題にしても、「自分の家の庭に火の粉が降ったり、自分の家族が危険な目にあったりするくらいなら、あんな小さな島くらい中国さんか韓国さんにあげて下さいよ」というのが大方の日本人の本音のような気がするのです。

安全保障関連法案の採決に反対し、国会前で集会や座り込みをし、「決して良い戦争も、悪い平和もない」、「将来ある若者を戦場に送ることは決してしてはならない」という信念で行動していた人々に対して、「平和ボケ」と非難することができるかどうかは難しいところです。

しかし一方で「丸腰の人間は撃たれない。軍事力を持たない国は侵略されない」などという錯覚は、島国独特の感性と思い込みによる「平和ボケ」に罹患しているのかもしれないと私は思うのです。


平和ボケに対して「多数ボケ」という言葉をご存じでしょうか?

多数ボケというのは、多くの場合、在日外国人が日本人を揶揄する時に使う言葉です。「郷に入れば郷に従え」という言葉の通りに、日本人は既得権と習慣を大事にします。これは、よそ者に対して、今までその土地で行われていた習慣や古い人たちの既得権を守るよう諭す言葉なのです。

日本人が移民を受け入れようとしない最大の理由がここにあります。

日本人にとって、それまでのその土地の習慣があくまでも正しいものだという思い込みがあるのです。そして、多数の人間がその規律や習慣に沿って行動している場合に、規律や習慣が本当に正しいかどうかを判断する前に、多数派だから正しいという論理がまかり通るのです。地域社会だけではありません、一般の会社の中でもそうなのです。会社の中で理不尽な慣習や規則であっても、今までみんなそれでやってきたのだから（協力するのが当たり前だろう）という論理がまかり通るのです。

この論理が、日本独特の組織不正を生み出したり、地域社会においてよそ者や新参者を排除したりする理由になっています。

外国から来た移民たちは、夫婦と同じで生まれも育ちも全く違う他人なのです。そうした人たちが地域社会で共通の行動をするには、何をどうするか、理由を説明したうえで納得させなければなりません。今まで我々はこうしていたので、そのままを受け入れて行動してほしいと願っても、移民たちは間違っていると思わない限り、自分たちの都合のいいように行動するのですが、これが既得権を大切にする日本人に受け入れ難いのです。

特に地域社会において地域の指導的役割を果たしているのは、その土地に長く居住している高齢者のことが多いのです。言葉の問題もあり、地域の指導者は頭ごなしに移民たちに指導します。

移民たちが何故そうしなければならないかを問うた時に、今までがそうだったとか、みんながそうしているから、という言葉は答えになっていないのです。その結果、住民と移民との間に軋轢《あつれき》が生じます。これを指して、日本人の多数ボケという言葉が生じるのです。

本音から見た「日本人」という人々

数年前まで年間百万人だった死者数が次第に増加し、二〇二五年には年間一八〇万人に達すると予想されています。

先日のNHKの「クローズアップ現代」で、火葬場と葬式場の不足が顕在化し、自治体によっては火葬を一週間待たなければならないこと、葬儀場も条件の良いところは十日程度の待機期間が必要となっていることが紹介されました。その中で、ご遺体を冷蔵庫で保管することが新しいビジネスとして広がりつつあることも紹介されていました。

年間の死者数がわずかな間に一・八倍に増加するのはどこの自治体も理解していることですが、火葬場を死者数の増加の予測に応じて建築するまでは進んでいません。予算の問題もあるのかもしれませんが、それよりも、自宅の周辺に火葬場を建築することへの住民の反対が強く、火葬場の新規建設が全く進まないことが指摘されていました。

日本人は、自分だけが損をする話には敏感に抵抗します。たとえそれが社会の要請であったとしても、一つ一つをあくまで個人の問題として捉え、自分の損得で判断するがために、全体として社会システムの構築がうまくいかないのです。

沖縄の基地問題や陸上配備型迎撃ミサイルシステムの配備問題にしてもそうですが、地政学的な要因でその土地に求められているものであっても、日本の国全体を考えれば引き受けることはやむを得ない事情があっても、あくまでも自分たちの損得が大切なのです。

今の日本人に、国のために命をささげようとする人間がいかほどいるかは不明です。知覧の特攻隊や人間魚雷「回天」（山口県周南市の徳山湾の大津島が訓練基地として有名）は遺跡の一つで、国の英雄というより悲劇として伝承されつつあるのかもしれません。

実際、大方の日本人にとっては、尖閣諸島や竹島の問題は「自分の家の庭に火の粉が降ったり、自分の家族が危険な目にあったりするくらいなら、あんな小さな島くらい中国さんか韓国さんにあげて下さいよ」というのが本音だろうと思うのです。

震災がれきの問題でも、総論はいろいろな地方で受け入れなければならないということは理解されていますが、自分の近所に受け入れることについては断固として反対するのが日本人です。

原発だって、安い電気を使いたい、本音では自分の居住地と関係ない場所での発電であれば「原発賛成」と思っているのが日本人なのかもしれません。輸送能力が大きく、航続距離が長く、滑走路を選ばないオスプレイは、軍事力から見ると大変優れた輸送機であり、極東アジア情勢が不安定な時に、日米安保を考えれば日本に必要、という考えはあると思います。しかし、自分の家の近所には配備するなら断固として反対するのが日本人の本音です。

役所や警察や消防、医療といった公的機関は公共福祉を担っている社会資本なのです。そしてそれらは、税金というエネルギーを必要とする社会資本なのです。

税金で成り立っているのだから警察は人を守って当たり前、救急車は呼んだら来るのが当たり前、医療費はタダ同然で当たり前と思っている日本人が何となく増えてきたように思えるのです。

いろいろと書きましたが、スウェーデンに住んで、日本と一番の違いを感じたのは、スウェーデン人に比較し日本人は、社会や組織に活かされていると考える人が少ないと思われることです。また日本人は、社会や組織の中で自分が何をすべきかを考えたり行動したりすることに慣れていないようです。

私は長年、脳死下臓器移植の啓蒙活動を行ってきました。病院内で脳死下臓器移植の講演をしても、その講演を聴いた人の中にそれを家に持ち帰って、その日に家族で脳死下臓器移植についての議論を交わすような家庭があるのか?と言われれば、多分ないと思います。社会的にどんな問題提起や運動をしても、それが社会の要請であったとしても、一つ一つをあくまで個人の問題として捉え、自分の損得で判断するがために、全体として社会システムとしての要請を個人としてどうやってとらえるかという教育がなされていないのです。

日本人の死生観が脳死移植を受け入れないとか、脳死判定に対する不信感があるために臓器移植が進まないと思い込んでいる人は数多くいますが、たぶん間違いです。震災がれきや火葬場の問題が解決しないことと、脳死臓器移植の問題は同じ土俵上にあるのです。

日本は今まで豊かな国でした。いろいろな社会の問題も国力と経済力でなんとかバランスを保ってきたのです。今後、日本の人口は減少し、経済力も低下します。原発やオスプレイのことを家族で議論するような欧米化が日本で進まないと、今後、この国は衰退の一途をたどるのかもしれません。

カルロス・ゴーン氏の運命やいかに

日本人が大好きな話に「忠臣蔵」というのがあります。

知らない人はいないと思いますが、簡単にあらすじを書きますと、江戸時代、赤穂《あこう》の浅野内匠頭《たくみのかみ》が吉良《きら》上野介《こうずけのすけ》に相応の饗応をせず、仕返しに恥をかかされ、立腹した内匠頭が殿中松の廊下で斬りかかった事件です。その後、彼は大名にもかかわらず野外で切腹、家は断絶、領地も城も召し上げられ、家来たちは職を失い浪人になるのです。

短気に殿中で刀を抜けばどのようなことになるのか分かりそうなものですが、それでも刀を抜いたのです。挙句に、その場で吉良上野介を切って捨てればまだ周りも納得したかもしれませんが、切り損なうという二重の失態を犯したのです。平たく言うと、救いようのないバカ殿ということになります。

この殿と家のために、家来の四十七士が二年の浪人を耐え忍んで、吉良上野介を雪の降る師走に討つというのが筋書きです。その後、荻生徂徠《おぎゅうそらい》の「悪法も法は法だ」という言葉のもと、若い侍も含めて四十七人の赤穂浪士が切腹させられたのです。

この話は古くから舞台や映画で繰り返し上演・上映されてきました。毎年のようにテレビドラマも制作されています。この仇討ちの話が日本人の感性に合って、感動を呼び起こすのだと思います。

実はこの話は、欧米人には全く理解できないのです。就職先がバカ殿によって潰れたなら仕方がない。優秀な人材であれば、他の優秀な上司のところで仕えたなら同じ給料がもらえるではないか、というのが彼らの感想です。なぜアホなボスのために命までなげうって、仕返しをしなければならないのか、彼らには分からないのです。

『名誉と順応――サムライ精神の歴史社会学』（NTT出版）という本があります。米国エール大学の池上英子という日本人の学者が書いた歴史社会学の本です。『菊と刀――日本文化の型』

という戦後の日本統治のために書かれた社会学の本がありますが、日本人の精神論解釈で違うのではないか、というところが散見されます。

しかし、『名誉と順応』では、歴史的な事象を取り上げ、演繹的に日本人のサムライ精神学を書いており、歴史社会学の本としてはこちらの方が数段優れているように思います。少々高価で読みづらい本ですが、「ブックオフ」や「アマゾン」で買えばさほどではありません。この本の中でも、「忠臣蔵」の話は取り上げてあります。

日本人は大きな組織より小さい組織で、欧米人には理解できない精神的に強固に結びついたコミュニティを作ることがある、と書いてあります。そして、大きい組織の中の評価より、小さい組織での評価が大切にされることも書いています。

サムライの定義はこの本によると、「自分の運命は自分で決める」ことにあるというのです。どのような失敗も失態も、自らが腹を切ることですべてがご破算になるとも言っています。どのような失敗をしても、自ら腹を切った人間を悪く言わないし、責めもしません。失態を犯しても、自らの腹を切らない人間は往生際の悪い、潔くない人間とされ、サムライの仲間には入れてもらえないのです。

日本人の組織を操るには、この小さいコミュニティで精神的な結び付きを作ることが重要だ、とも書いてありますが、その通りだと思います。

日産自動車とルノーの元会長カルロス・ゴーン氏が東京地検特捜部に金融商品取引法違反（有価証券報告書の虚偽記載）の疑いで逮捕され、特別背任や業務上横領の疑いもあり百日余りの拘留が行われました。

多分、ゴーン氏は日本の歴史をあまり勉強せず、「忠臣蔵」も「本能寺の変」も知らなかったのかもしれません。日本の会社を食い物にして自分と外国の利益しか考えない経営者は、日本人が一致団結して仇討ちをして首を取りにいくことを想像できなかったのかもしれません。

日本人が仇討ちのために一致団結する時には、全員が運命共同体になることも「忠臣蔵」や「本能寺の変」は教えてくれます。ゴーン氏には日産自動車の幹部と東京地検特捜部がグルのように思えるかもしれません。

四十七士が最後に切腹させられ、明智光秀が三日天下で羽柴秀吉に首を取られたように、日産の幹部もゴーン氏の首を取れば自分の首が取られるかもしれないことは承知の上で、金融商品取引法違反（有価証券報告書の虚偽記載）の司法取引を行ったものと推察します。

この戦いはどちらが勝つかは誰にも分かりませんが、自分の身を捨ててもゴーンには勝たせないのが日本人のサムライ精神です。

こういう場面になった時の日本と日本人の怖さは、歴史事象を学ばないと分かりません。

ゴーン氏も引くに引けない立場なのでしょうが、あっさりとすべてを認めて首を潔く差し出したほうが、すべてを失わずに日本を出ていける道が残るような気がするのですが。

【閑話1】日本人と車寅次郎

寅さんの映画である『男はつらいよ』は、渥美清主演、山田洋次原作・監督（一部作品除く）の映画です。

テキ屋稼業を生業とする「フーテンの寅」こと車寅次郎が、旅先で知り合った女性（マドンナ）に恋心を抱き、女性を連れて下町を舞台とした葛飾柴又の「とらや」という草団子屋に、正月前に突然帰ってきて人情喜劇を展開するも、最後にマドンナの恋人が現れ、失恋した後にまたテキ屋稼業の旅に出るという設定です。

日本人の典型的な常識的で温かい家庭に、隣の印刷会社のタコ社長（寅次郎の幼馴染）が一家言持つ立場で登場し、愚痴を言ったり寅さんと喧嘩したりします。寅さんとは相性が合わない設定ですが、結構仲良くも描かれています。

映画の中で寅さんが、人々が一生懸命働いている下町の風景を見て「日本人は貧しいなあ」としみじみとした台詞を吐くと、その違和感と滑稽さに観客がどっと吹き出すのです。

『男はつらいよ』はコミカルな人情劇という評価が定着し、悪気のない寅さんの突拍子もない行動が人々を和ませ、楽しませるので、正月映画としての地位が確立したのだと思います。一時期、日本の映画界は沈滞し、数多くの映画館が廃業した時代がありました。そんな時期に正月映画の『男はつらいよ』は、ドル箱として松竹の経営を支えたのです。

でも、私が見るに、山田洋次監督が寅さんを通じて描きたかったのは、寅さんの人情味ではなく寅さんの「疎外感」ではないかと思うのです。

典型的なA型家庭の叔父さん夫婦と異母兄弟のさくら（倍賞美津子）とその夫（前田吟）のいる家庭に、B型人間として描かれている寅さんが突然乱入するのです。そして引き起こす世間知らずの行動が、叔父さん夫婦を悩ませ、O型人間として描かれているタコ社長を怒らせ、さくらを心配させるのです。

そして、寅さんを温かく見守る、典型的な日本のお父さんという設定の柴又題経寺の住職、御前様（笠智衆）という登場人物や寅さんを心から尊敬する舎弟、源公という設定も作品に可笑しみを与えています。

寅さんは、叔父さん夫婦やさくらの家が大好きで、帰ると心安らぐのですが、自分がその家庭の中で浮いている違和感に悩みます。「とらや」で生活するうちに自分はいつまでもこの家にいてはいけない、また旅に出なければいけない、という思いに駆られるようになるのです。そして、失恋を契機にまた旅に出るのです。

社会の中で映画の寅さんと同じように浮いている人を見ることがあります。そして、本当は浮く人間なのだけれども、自分を曲げて我慢して浮かないように、疎外されないように生きている人も見ることがあります。

日本人は特に組織の中で生きている人が多く、そして、「組織の中でないと生きていけないし、自分の存在感自体も組織に属していないと消えてしまう」と思い込んでいる人は多いのです。

そして、自分がどんな人間かを説明したり表現したりする前に、自分がどんな組織に所属しているかで自分を判断してもらいたがる空気があります。そのためか、組織にしがみつき、組織の中で浮かない（疎外されない）努力と工夫を重ねている人は案外多いのです。

私は、医師という職業ですから、世間から見れば所詮浮いた人種と思っていますし、周囲に無理をして合わせようとはしていません。逆に言えば、寅さんが感じるような疎外感を感じることも多いのです。

寅さんが正月映画として定着し、いまだに根強い人気があるのは車寅次郎の疎外感がある種の共感を日本人の中に呼び起こし、それが日本人の感性を揺さぶるのだと思います。寅さんは、常識外れの型破りな人間のように描かれていますが、日本人の中にその自由な表現型を羨ましいと思わせる部分と、自分はそうはなりたくないという思いがあり、そのアンビバレンツな感性が笑いと共感を呼び起こすのだと、私は思うのです。

映画の解釈は人それぞれで、見て楽しければそれでよいのですが、私は『男はつらいよ』という世界を作った山田洋次監督の大ファンです。いろんな感情や思いを映画という手法を使って表現する才能に優れていると思います。

実は山田洋次監督は、私の母校である山口県立山口高等学校の大先輩です。私は総理大臣（岸信介氏・他）やノーベル賞を受賞した先輩（佐藤栄作氏）も自慢ですが、より数多くの映画を作られた山田監督が先輩であることの方が何倍もうれしいのです。

II

日本が海外の国から学べること

同一労働同一賃金

同一労働同一賃金という言葉があります。

これは、厚生労働省によれば、同一企業・団体におけるいわゆる正規雇用労働者（無期雇用フルタイム労働者）と非正規雇用労働者（有期雇用労働者、パートタイム労働者、派遣労働者）の間の不合理な待遇差の解消を目指すものです。

同一企業内における正規雇用労働者と非正規雇用労働者の間の不合理な待遇差の解消の取り組みを通じて、どのような雇用形態を選択しても納得が得られる処遇を受けられ、多様な働き方を自由に選択できるようにすることを目的とすると同時に、男女の賃金格差の是正、地方と都会の賃金格差の解消による地方の活性化、そして、一億総活躍社会の実現を目指したものだと理解しています。

私が留学したスウェーデンでは、同一労働同一賃金が実現されていました。実は、同一労働同一賃金の実現は簡単なことではありません。同一労働同一賃金の実現は、日本人には理解しがたい問題をいくつか内包しているのです。

日本の労働市場の特徴は、終身雇用と年功序列・年功賃金です。日本では職場は家庭であり、職員は家族の一員なのです。終身雇用の見返りとして、日本人は職場のために自分を捧げなければなりません。逆に職場は、職員を家族の一員として困った時は守るべきと考えられています。

一方、非正規雇用の職員は、会社にとって会社が守るべき家族の一員とは考えられていないのです。日本の会社においての非正規雇用は、あくまでも人数合わせ、労働力の調整の意味合いが強く、会社の状態によっては、契約を解除して職員の人数を適正に保てるというメリットがあります。

日本は、強いレール社会を形成しています。決められた年齢や年限の範囲で進学したり就職したりしないと、進学や就職時に差別を受けるのです。例えば、慢性腎臓病といった疾病などで人より長い高校生活を送ると、進学や就職時にいわれのない差別を受けることがあります。疾病の治療と患者さんの将来設計のバランスをとることが困難で、このことが治療医と患者さん家族（主に両親）を悩ますのです。

逆に、レール社会の良いところは、レールに乗っている限りある程度の安全が保証されていることです。終身雇用の正規職員が会社という家庭の一員であるがゆえに、年功序列や年功賃金といった論理がまかり通り、その範囲の中で、能力給や歩合給が存在しています。

現在、日本には労働者が自由に職を変えてやっていける労働市場がありません。そのため、一旦レールを外れると、正規雇用として次に就職することが簡単ではなく、派遣や非正規雇用の職しか自由に移れる場所がないのです。そのため、賢く従順な日本の従業員たちは職場にしがみつき、自分と職場を一体化させて生きるのです。

スウェーデンと比較し、終身雇用という制度の下、日本の労働者は、長時間労働や劣悪な労働環境に我慢を強いられています。日本では会社のために自分を犠牲にすることを強制され、勤務時間以外に時間の拘束がやたらと長いといった、職場の管理が不条理なものであっても、「シカタガナイ」と自分を納得させなければならないのです。

同一労働同一賃金の実現は、レール社会をなくすと同時に、こういった労働環境を改善させると思います。そして、労働者が自由に職を変えてやっていける労働市場を日本に作るという意味合いを含むと同時に、終身雇用、年功序列や年功賃金といった制度も崩壊させてしまう可能性があります。

アメリカは弱肉強食社会で、国民皆保険制度がないことでも分かるように、社会的弱者には冷たい国です。一方日本では、生活保護や医療保護といった社会保障制度が、社会主義と言っていいほど社会的弱者にやさしいのです。

日本は競争社会ですが、スウェーデンには「競争社会」という概念自体がありません。信じられないかもしれませんが、スウェーデンでは同一の職種であれば給与は一律で、歩合給や能力給にあたるものがありません。すなわち、車のセールスマンが車を十台売ろうが全く売るまいが、手取りの収入は変わらないのです。

実は、学歴や身元保証による終身雇用といったレールが外れた社会で、自由に職を変えてやっていける労働市場を導入するためには、誰にも公平にチャンスを与え、その評価がフェアに行われる社会システムが必要なのです。スウェーデンのようにその評価システムを持っていないと、競争社会自体が成立しません。

結局、今の社会システムのもとに同一労働同一賃金制度を導入すれば、正規雇用と非正規雇用間や男女間、地方と都市の格差、年功序列や年功賃金をなくすことに成功するかもしれません。そして、フリーターやニートを減少させるかもしれませんが、一方、労働者の質の低下を引き起こす危険性を日本社会は内包しているように私には思えるのです。

スウェーデンを例に取ると、非競争社会に耐えられないエグゼクティブたちは、海外に職を求めます。医師の多くは、しばらくスウェーデンで研修を積んだ後にそのほとんどが米国に留学します。そのため、中堅どころの医師不足が甚だしく、経験の浅い医師か高齢医師かエリート医師かがスウェーデンの病院の主たる戦力だったのです。

移植外科でも、手術ができる医師はいましたが、第一助手を務める有能な中堅医師が不足していました。そのため、留学生の我々が利用されていたのです。人手不足が甚だしく、場合によっては、手術があまり上手でないスウェーデン医師と私の二人だけで深夜に肝移植手術を行うことすらあったのです。

有能な頭脳をもつスウェーデン人の海外流出が止まらないのが、スウェーデン政府の悩みの種でした。そういえば、先日開催された世界ソムリエコンテストでも、優勝者はニューヨークで勤務するスウェーデン人のソムリエでした。

フリーエージェント制という、自由な労働市場を作ったプロ野球機構において、結果的に数多くのスター選手がメジャーリーグに流出しました。そのことが国内リーグの人気低迷を引き起こしたように、同一労働同一賃金は、結果的に日本の優秀な頭脳流出と日本の競争力低下を引き起こすのかもしれません。

スウェーデンの社会福祉制度と労働環境

スウェーデンといえば「ゆりかごから墓場まで」とたとえられる高福祉の社会制度の国とい

うイメージがあります。一方で、付加価値税、日本でいう消費税が二五％と非常に高率であることも、消費税論議と相俟って報道されています。そんな日本と全く違った社会で人々はどう暮らしているのでしょう。

一九一九年に「ヨーテボリ綱領」として指針化されたスウェーデンの社会福祉政策は、労働時間の短縮、有給休暇制度、老齢年金、国民健康保険、妊婦手当、教育の平等などが挙げられます。これらの社会福祉政策はその後も発展を遂げ、世界に類を見ない極楽のような労働環境、女性や移民に対する手厚い保護が実現されています。

「世界に類を見ないような極楽のような労働環境」といっても、日本人にはピンとこないかもしれません。実例を挙げると、仕事を休むとその日の分の給料が国から補填されます。有給休暇とは全く違います。たとえずる休みであっても、職場に「体調が悪いから休む」と告げれば、働いた時と同じだけの給与が補填されるのです。すなわち、きちんと働いても働かなくても手取りの給料は変わりません。

この話を日本人にすると、たいていの場合、理解できないような顔をされ、「そんな制度があるはずがないし成立するわけがない」とおっしゃるのですが、成立させるためには条件が二つ必要です。

働いても働かなくても収入が変らないのであれば、働いた方が楽しいような労働環境を作らないと会社が存続しないのです。会社に来れば、職場の仲間と楽しく会話し、楽しく労働し、昼には社員食堂でおいしいランチを食べることができる、といった魅力がないと会社が労働力不足になって潰れます。

もう一つの条件は、同一の職種であれば給与は一律で、歩合給や能力給に相当するものがないのです。すなわち、車のセールスマンは車を十台売ろうが全く売れまいが、手取りの収入は変わりません。平たく言えば、「競争社会」という概念がないのです。

そんな制度では車は売れるはずがない、と日本人は考えると思います。スウェーデンでは、会社は優れた製品を作り、それを販売することが従業員の喜びにならなければ会社が潰れるのです。会社が怪しい製品を作り、それを売ることを従業員に求めても、従業員は会社に来なくなるだけです。

たしかに、非競争社会というのはある種の欠点をはらんでいます。

医者が自分の興味以外の仕事をしようとせず、実質労働時間は、日本人医師の半分以下でした。また患者に正直でフランクである半面、患者の責任も厳しく、医者のサービス精神は皆無だったように思います。どちらの医療がより正しく、理想に近いかは、あくまでも文化の違いであって、結論は出ないように思われました。

同一労働同一賃金や働き方改革は、ある意味非競争社会を目指しているのかもしれません。

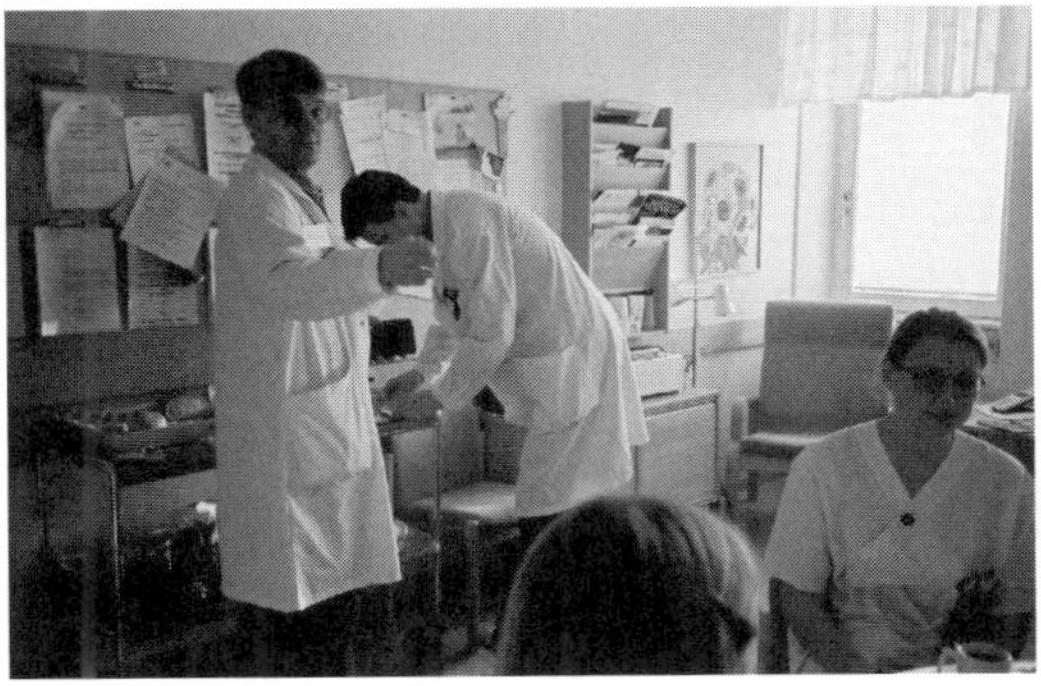
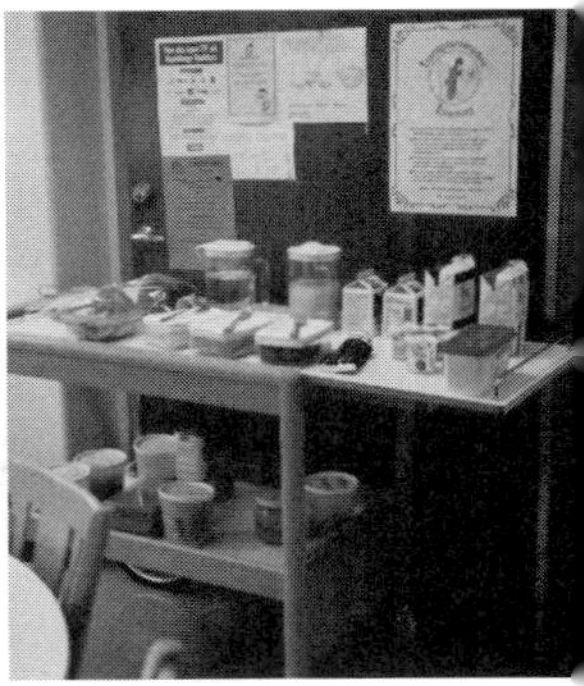

スウェーデン人の朝は早いです。日本のサラリーマンは，スポーツジムには休日か仕事が終わっていきますが，早朝のスウェーデンのスポーツジムは一杯です。出勤前に行くのです。
朝の病棟カンファレンスが終わるとティータイムが始まります。カートの上に，リンパと呼ばれるライ麦のパンにハムとチーズ，コーヒーにミルクがバイキングよろしく置いてあります。

イソップ童話のアリとキリギリスの話やウサギと亀の話を小さい頃から聞かされてきた人には、非競争社会に耐えられないかもしれません。

非競争社会に耐えられないスウェーデン人は、アメリカを目指します。スウェーデン政府の悩みの種は、優秀な人材の国外流出です。スウェーデン人男子の夢の一つにナショナルホッケーリーグ（ＮＨＬ）の選手になるというのがあります。スウェーデンにも国内リーグはありますが、ＮＨＬの選手の給与は国内リーグの何十倍なのです。

全員が公平で充実した人生を送るというのが、スウェーデン人の心の中にあると思います。日本の人々がアメリカ型の社会を目指すのか、スウェーデン型の社会を目指すのか分かりません。多分、両者の良いところを混在させた社会が理想に近いのかもしれませんが、みんなが自分の主張を通そうとすると、両者の欠点を持つ社会に近づくのかもしれません。

外資系の製薬、医療材料、医療機器のメーカーが日本に進出した最初の頃、会社の母国出身の経営責任者が日本で経営に失敗した例をいくつか見ました。欧米系の経営者は、良い商品を作り、営業がきちんとそれを説明すれば売れるはずだ、という考えが根本的にあります。しかし、日本には日本独特の商習慣があり、良いものがそのまま売れるわけではないのです。

ドイツのF社が二〇〇〇年頃、腹膜透析の透析システムを日本に売り込むために進出してきました。この会社は腹膜透析のシステムを販売する営業所を整備するより前に、九州に医薬品と医療機器の工場を造って供給体制を整えました。欧州で圧倒的なシェアを誇っていたこの会社は、かなりの勝算があったのだと思います。

一般的に、欧米の製薬会社の場合、日本ではっきりしたシェアを取る前に製造工場を日本に造ることはありません。ある程度、販売の目処がつくまで、医療材料を本国からの輸入に頼るのが普通で、いきなり工場を造るのは、かなりのリスクを伴います。

それだけではなく、このF社は、当時かなりのシェアを取っていた同業者から多くの社員を高給でヘッドハンティングしました。それに加え、一般病院で多くの患者を抱えているところを中心に医師を集め、製品説明会を開催しました（当時は大学病院を中心に系列病院の医師を集め

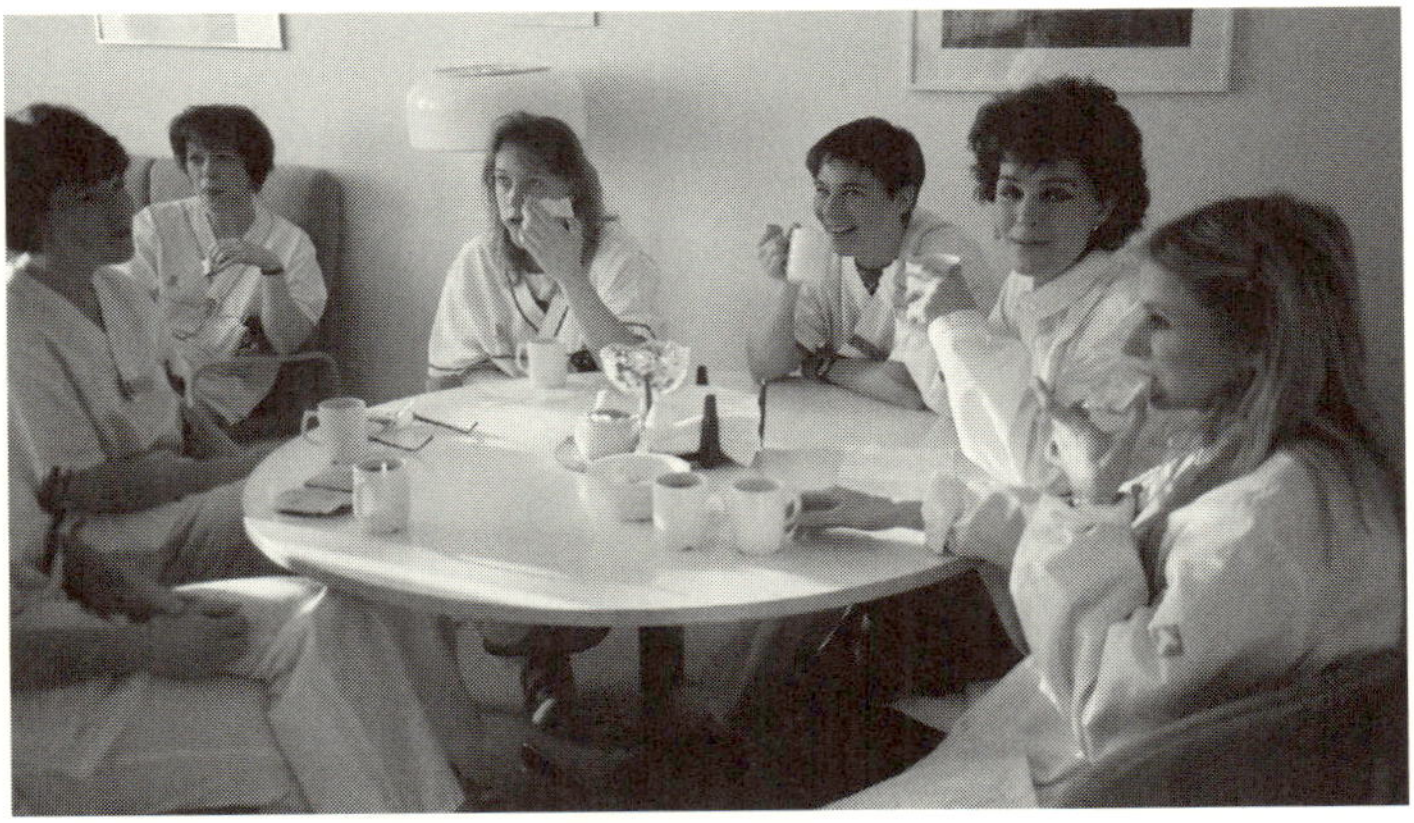

浴衣っぽい寝間着らしき服を着ている女性たちは看護師です。ランチが1時頃に終わり，2時を過ぎるとボチボチ午後のお茶の時間が始まります。3時頃にはほぼ全員がお茶の時間になり，その頃から，仕事が片付いた人から帰宅が始まるのです。

て商品説明会を開催し、売り込むのが一般的な方法でした）。説明会ではドイツ人の社長が、会社の歴史といかに会社と製品が優れているかを、通訳を交えて一時間講演しました。

確かに製品としては優れていたのですが、その後、その製品はあまり売れませんでした。売れなければ外資らしく、営業の責任者や担当者が左遷やリストラの憂き目にあいます。そのうち、焦った営業責任者がきわどいことをするようになり、ついにその部門は日本からの撤退を余儀なくされました。

同業者からのヘッドハンティングによる営業がかえってマイナス効果を生んでしまう日本の商習慣や、商売にある程度の人間関係が必要な、日本独特の商習慣が理解できなかったのです。

消費税増税がライフスタイルを変えていく

現在、日本は過去のどの国でも例を見ない速度で社会の高齢化が進んでいます。国民皆保険制度、高齢者や障害者に優しい社会福祉や医療制度のように世界に類を見ることができない優れた社会制度を持っていた日本でしたが、社会の高齢化とともに国民の自己負担の増加が避けられず、これらの制度が今後、このまま維持されるかどうか国民の多くが不安を感じている時代になってきています。

日本人は、消費税が上がっても少し物価が高くなるだけで、自分の人生や家族の人生設計が大きく変化するとは思っていません。でも、それは大きな間違いなのです。税金が高いと、ただ受け取るお金が少ないだけではなく、人々の生活に対する考え方や人生設計、ライフスタイルが変化するのです。

半導体産業や液晶テレビ、携帯電話といった、かつて日本が世界の先頭を走っていた産業がアジアの国々との競争に次第に後れをとりはじめています。

円高のための製造業の競争力の低下、人口減少や不況による国内産業の活動低下、ユニクロや自動車製造業のように円高や国内問題から製造拠点を海外に移すことで本国内産業の空洞化が進んでいます。

今後の日本は人口が減少します。それと同時に高齢化が急速に進み、生産年齢人口といわれる十五歳以上六十五歳未満の人口層は減少し続けます。二〇〇〇年頃と同じ労働力を今後保つには、定年を延長し労働力人口の減少を防ぐか、いわゆる専業主婦といわれる層が働かなければならない社会を作るか、のいずれかです。

消費税は見た目にはさほど高額の税のような気がしませんが、実は、人々の活動すべてに税金がかかります。見た目より税負担はきついのです。

日本では一般的に年功序列型の給与体系になっており、収入は右肩上がりが当然という空気がありました。団塊の世代までは、夫が働いて妻は専業主婦が普通でした。「亭主元気で留守がいい」などというCMが一世を風靡した時代もあったのです。「昼ランチ」や「昼エステ」などという言葉も専業主婦ならではの言葉なのでしょう。

しかし、日本の産業が空洞化し、夫の収入が右肩上がりの時代は終焉を迎えています。それどころか、思いもかけない工場の閉鎖や会社の倒産により生活困窮者が増加し、生活保護給付は右肩上がりに伸びています。

日本は、医療費は安いけれども住宅費や子供の教育費、親の生活の面倒を見るためには案外お金のかかる国です。日本の場合、社会人になって教育費のローンを自分で組んで大学に行くという習慣はありません。

今の状況で消費税増税となれば、これからの若い人たちの生活は団塊の世代の若い頃と比較し、夢の持てないものになるように思われます。

若い女性は、おおむね結婚に夢を抱くものと思います。白馬に乗った王子様が現れ（？）玉の輿に乗り、三食昼寝付き、昼エステとランチは自分の権利と考えている人もいるでしょう。しかし、今の二十歳代の女性が結婚しても、子供を持たないか、共働きで生活しないと、自分の親と同じようなレベルの生活は送れない可能性が高いのです。

今の三十歳の女性は、二人に一人が九十歳まで生きます。私の娘には、今から先の生活を豊かに過ごそうと思うなら、共働きしないといけない、と事あるごとに言っています。

専業主婦の国民年金第三号被保険者などという不公平な制度は、この財政や年金保険の苦しい時代に続くわけがありません。生活保護の給付基準の見直しや、専業主婦に対する給付の削減や廃止、または、専業主婦も年金の掛け金を自前で払わなければならない時代が来るような気がします。

今から先の子供たち、特に女の子には、きちんと教育機会を与えて一生涯働けるような手に職をつけておかないと、もしかしたら生活に困るのです。手に職がない人がパートで働いても収入は限られます。失業率が上昇している中で、おいそれと主婦に正規従業員としての就職先が見つかるわけがありません。

今からの日本はそんな社会になるので、きちんとした生活ができるように子供たちに必要なことを教えておかなければならないのですが、政治家が気づかないのか、アホなのか、選挙にしか興味がないのか分かりませんが、そんなことを教育するシステムをこの国は持ち合わせていないのです。

スウェーデンでは、日本で言う消費税が二五％と世界の中でも最高水準にあります。「ゆりかごから墓場まで」という言葉で代表される高福祉国家であり、直接税、間接税ともに日本よりはるかに高率です。

スウェーデンは高負担・高福祉の社会保障制度を持っています。親の面倒は国が見る、子供の面倒も国が見る。日本と比較し、子供の生活費、教育費、親の老後をみるのに負担はありません。

だから、共働きと高消費税が納得できているのかもしれません。逆に言えば、高福祉の社会保障制度があるから安心して共働きができます。今までにも書きましたが、高い税金のため夫婦であっても経済単位が独立し、自分の食い扶持は自分で稼ぐという社会なのです。だから、結婚や恋愛が経済力、家、親や子供といったものに縛られることがありません。逆に言えば、この社会保障制度がシングルマザーの増加の原因の一つであり、日本の制度が離婚を止める社会的鎹《かすがい》になっているのとは逆なのです。

マイナンバー制度

二〇一五年十月より日本でもマイナンバー制度が始まりました。

私が留学した当時、スウェーデンにはペルソンヌンメルと呼ばれるマイナンバー制度がありました。これは日本と同様、十二桁の番号からなっていました。日本と違って、ナンバーの上八桁は誕生日を表します。下四桁はそれなりの規則性をもって、いろいろな情報を含んでいます。番号を見るだけで、性別や、スウェーデン国籍を有しているかが分かるようになっているのです。

このマイナンバーを取得していないと、スウェーデンでは福祉の享受ができません。社会保障が受けられないばかりか、郵便局などの公的機関で指定のＩＤカードを作成し携帯していないと、ショップでビデオやＣＤをレンタルしたり、銀行で口座を開いたり、両替をしたり、図書館で本を借りたり、車の免許証を取得したり、クレジットカードを使用したりすることができません。IDカードが出来上がるまで二カ月程かかりましたが、その間、事あるごとにパスポートの提示を求められたのです。

私は留学中、無給で働いていましたが、スウェーデン国家から収入と家賃に応じて支給される住居手当て、子供一人当たりいくらで支給される子供手当て、養育費代わりに支給される親手当て等々、合計で日本円にして毎月十万円をもらっていました。これらの福祉も、パーソナルナンバーのない人は受け取れない仕組みになっています。

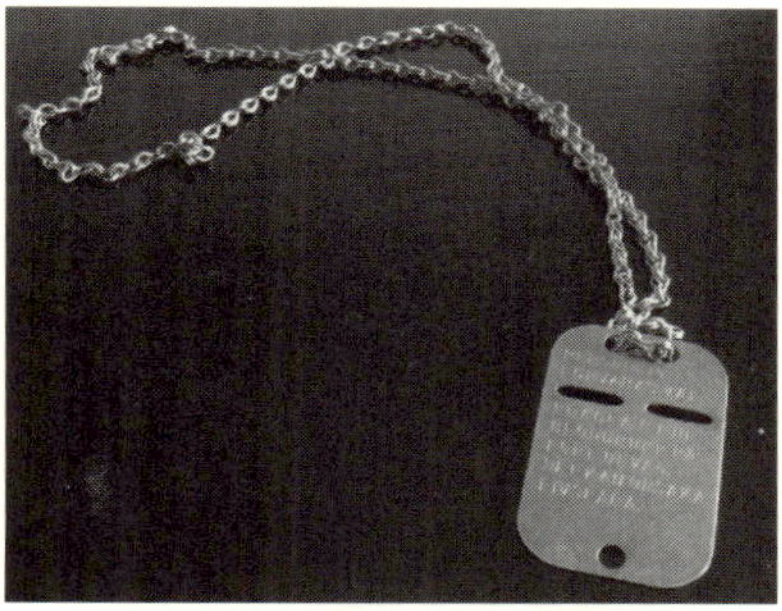

スウェーデンで配布された識別票。名前やパーソナルナンバーが刻まれており，不慮の事故や戦争に備えて常時身につけるようになっています。

スウェーデンは高福祉でなおかつ移民に寛容な国であったため、世界中から移民が集まりました。私が留学していた一九九六年頃には、人口の約一〇％が移民で占められていました。これらの移民は経済的に豊かでない場合が多く、社会福祉による財政悪化の一因ともなっているために、移民に対する補助も次第に見直しがなされるようになってきたのです。

私と同時期に中国から留学してきたキン・ツウ医師は、なぜか滞在ビザが十一カ月で切られており、パーソナルナンバーを取得するのに必要な一年間の滞在ビザがなく、パーソナルナンバーが取得できない事態となりました。

一年以上のビザ取得には、前もって収入や貯金の残高証明といった書類を領事館や大使館に提出することが必要です。難民ではない経済的バックグラウンドを持たない滞在者が、住民として登録され社会福祉を自動的に享受することがないように工夫がなされているのでした。キン・ツウ医師はその後、グロット教授の骨折りもあり、なんとかパーソナルナンバーを取得できましたが。

パーソナルナンバーにはその他にも個人情報が隠されて入っています。ここで書くことはできませんが、病院の職員は番号に隠された、性別や国籍などの情報を知っていました。

パーソナルナンバーは原則として変更されることはありませんが、いくつかの例外が存在します。パーソナルナンバーの或る部分が性別を表しています。スウェーデンでは合法的に性転換手術が認められており、性転換手術を受けた者は、パーソナルナンバーも変更することができるのです。

専門的にはなりますが、性転換手術を希望する者は、それがすぐに認められるわけではなく、一定の期間、薬物によって反対の性になり、生活をし、そのうえで決意の変わらない者のみが、その手術を受けることができるのです。

マイナンバーは税金の徴収などに限って使用され、他人に周知されない個人認識番号として日本では知られていますが、本当に今後ともそうでしょうか？　それは多分、将来的に嘘になると思います。その便利さが分かれば広く社会に浸透し、ナンバーのない生活ができないような社会になると思います。マイナンバー制度はそれを利用する機関からしてみると、とても便利な制度なのです。

スウェーデンでは、病院の受診、警察署での相談、免許証の申請、タクシーチケットの使用のみならず、救急車で搬送を依頼する時にもこの番号が必要でした。

日本の病院の診察券に記載してあるＩＤは、病院が独自に設定している個人識別番号ですが、スウェーデンでは病院のＩＤにはパーソナルナンバーがそのまま使用されていました。診察券の表に堂々とパーソナルナンバーが記載されていたのです。

病院にとって性別や生年月日がＩＤだけで分かり、医療保険や社会保険の問い合わせや請求に使え、重複のないとても便利な番号として、共通して使用されていたのです。

地方の医師会でもインターネットによる診療ネットワークが形成され、病院の診療データの一部が開業医で閲覧できるようになりつつあります。いずれ将来はカルテそのものが電子化され、個人の診療情報は本人の了解があればどの医療機関でも閲覧できるようになると思います。

そういったネットワークが、地方のみならず全国規模で広がっていった場合には、マイナンバーを病院のＩＤにすると便利なのではないでしょうか。

スウェーデンでは、ＩＤは病院の診療情報のみならず、いろいろな社会サービスに利用される情報と一体化されていました。アンビューランス（日本でいう救急車）を呼ぶ時にも必ずパーソナルナンバーを聞かれます。ナンバーがないと来ないわけではありませんが、既往歴やかかりつけの医療機関がナンバーで分かる仕組みになっており、救急車の搬送時に病院でそれらの情報が容易に入手できるのでした。

以前、湾岸戦争後にイラクから腎移植後の腎不全の患者さんが片道切符でスウェーデンのアーランダ国際空港に到着するなりいきなり倒れ、自分は政治難民であると訴え、政治的な迫害を逃れるためにスウェーデンへ難民としての受け入れを要請するという話を書きました。彼は、湾岸戦争後のイラクで薬品の輸入が途絶え、腎不全が進行し、透析を受けるか腎移植を受ける目的でスウェーデンに入国を試みたものと思います。

こういったパーソナルナンバーを持たない患者さんは原則自費になり、社会保障費からの医療費の支払いが簡単ではないので、民間の医療機関はナンバーがないことが分かると、アンビューランスの受け入れを（やんわりと）拒否するのです。

医療に見る日本人と日本の医学教育

最近、高齢者をターゲットとした投資詐欺や、振り込め詐欺（特殊詐欺）のニュースが報道されています。高齢者が多額の現金を投資詐欺に騙されるケースは、たぶん、騙された人が欲深いわけではなく、お金がなくなることが不安なのだろうと思うのです。

ニュースを見聞きする側からすれば、「そんな歳でそんな大金を持って投資に走るより、生きている間に使ってしまえばいいのに」なんて思いますが、騙された当人は自分が死ぬことは永遠の先と思い込み、将来の生活が不安なのだろうと思います。

専門的な医学の話を書くところではないので詳しい説明は省きますが、前立腺癌は高齢者に発生し、癌腫の中でも比較的ゆっくり進行します。スウェーデンの大規模データで、前立腺癌と診断されても「PSA一〇ng／ml未満かつグリソンスコア七未満かつ陽性コア二本以下　かつ七十五歳以上」の条件を満たせば、経過観察でも予後は変わらない、との報告があります。待機療法とか監視療法とか言われる治療法です。

前立腺癌の患者さんにこの無治療経過観察を説明することがあるのですが、頭では理解しても受け入れてくれる人はそれほど多くはありません。日本人は疾患を抱えての精神的な保留が苦手で、何歳になろうと治療してすっきりさせたいと思っている人が多いのです。

自分の命が永遠と思って、何が何でも治療して完治させたいと意気込む患者さんに、「日本人は死ぬ時が最も貯金の多い民族なのですよ」と冗談を言うことがあります。

いい加減多くはない年金から、少しずつ蓄えて貯金していくのが日本人で、できるだけお金を使い果たして、できれば借金も残して死にたいと考える日本人は少ないのかもしれません。

そういえば以前、「日本にあって海外にないもの」というテーマで文章を書いたことがありますが、「割って壊さないと中の現金が取り出せない陶器の貯金箱」は日本だけのもので、貯蓄が大好きで、貯金してもそのお金を永遠に使おうとせず、また貯蓄精神が高い日本人の文化そのものを代表しているのかもしれません。


日本の医学が診断と治療に極端に偏っていることはご存じでしょうか？　スウェーデンに留学し、臨床の場でその違いを鮮明に感じることが多かったのです。

日本の医療は、学生の教育から医師の初期研修、医師会の生涯教育を含めて、診断と治療医学にその大半を費やしています。逆に言えば、予防医学や入院や投薬を伴わない治療医学が発達していないのです。

具体的な事例を挙げると、日本の医療機関への批判と取られかねない危険がありますので、ここではこれ以上触れませんが、前立腺癌をできるだけ無治療で経過観察するという発想自体が日本の医療と医学教育に少ないように思われるのです。

パンドラの箱を開けた人々

理化学研究所の元研究員小保方晴子氏が、「ＳＴＡＰ細胞はあります」と叫んだ記者会見は、今にして思えばやるせないものでした。

報道された実験ノートを見る限り彼女はまともな研究者のようには思えませんが、経歴や論文、学会発表の内容を見ると、それ相応の努力家であったことは間違いありません。

ハーバード大学に留学中に、当時の指導者のチャールズ・バカンティ教授のもとで胞子様細胞の研究に取り組み、彼らが提唱した「生物の成体に小さなサイズの細胞が眠った状態の多能性細胞が存在するのではないか」という仮説の検証実験を繰り返しました。

その時にたまたま、低浸透圧の溶液や先端径一〇㎛程のパスツールピペットを用いることにより、多能性を確認するマーカーが、ＥＳ細胞の場合の二百分の一から二千分の一程度しか発現していないにもかかわらず、「体細胞では発現しないマーカー遺伝子を発現」と結論づけてＳＴＡＰ細胞の研究のもとになったものと思われます。

「分化した動物細胞が刺激だけで多能性分化能を再獲得することはあり得ない」ということは自然科学の常識です。さらに、細胞の多機能性を証明する方法が簡単ではなく、誰にも手伝ってもらえなかったのだと思います。そのため、多機能性を証明するために若山照彦教授（理化学研究所チームリーダー、後に山梨大学教授）の力を借りたのだと思われます。

どこでどう間違ったのか、故意かどうかは知りませんが、若山教授のＳＴＡＰ細胞多機能証明実験の時には、ＳＴＡＰ細胞といわれるものにＥＳ細胞が混ぜられていたことは間違いありません。

「ＳＴＡＰ細胞はあります」と叫んだ時には、不正を行っていることを本人は知っているはずなのに、ＳＴＡＰ細胞の存在をそれでもまだ信じたかったのかもしれません。しかし、最後に死者まで出してしまったこの事件はとても後味の悪いものになりました。

結果として、小保方晴子氏は日本のアカデミアのパンドラの箱を開けました。

研究の名のもとに多くの意味のない論文と低品質学位が大学により乱発され、今も続けられていること。そして研究機関が、共同研究・知的財産などの多くの近代的問題を抱える中で、その管理に必要な訓練・研究を積んだ人材を育てていないことを明らかにしたのです。

若山照彦教授の検証実験により故意の不正が証明されたにもかかわらず、何を思ってか理研が煮え切らない態度を取り続け、小保方晴子氏本人に監視の下で検証実験をさせるなどという世界中が呆れ果てるようなことを行いました。

結局、「一個人の研究不正」が「日本を代表する研究機関の組織不正」へと解釈が拡大し、研究者の管理が日本では全くでたらめに近いことを証明し、結果的に日本からの論文の信用度を低下させる事態になったのです。


群馬大学医学部付属病院外科の腹腔鏡手術の医療過誤事件（二〇一〇年から二〇一四年の間に、腹腔鏡による肝臓切除手術を受けた患者さん八名が相次いで死亡した医療過誤。いずれも執刀は同一の医師）は、確かに執刀医に問題点があったことは間違いないようですが、問題の本質はそこではないと思います。


この医師が二〇〇九年以降に行った手術で、他にも十名の患者さんが周術期に死亡しており、合計十八名の患者さんが術後に死亡していました。

長期にわたり周術期死亡が少なからず発生していれば、手術そのものか、手術適応に問題があることは周囲には分かったはずです。最大の問題は、そのことを黙認したのみならず、学会で概ね良好な結果という内容の発表をも黙認したり、検証の欠如や手術の継続をも黙認したりした上司や同僚医師がいることです。

周囲の医師や看護師、ＩＣＵの医師、麻酔科医みんな気づかなかったのでしょうか？　群馬大学病院幹部の記者会見も何となく歯切れの悪い印象が否めません。

この事件は、大学病院のある医師の不正ということのみならず、(群馬)大学病院の組織が一般常識とはかけ離れて非常識で、倫理観と正義感が欠如していることを日本中に暴露し、大学病院のみならず医療の信頼性をも損なわせたのです。

パンドラの箱を開けた本人は、その社会的影響力も含めた厳罰を受けることになるのでしょうが、本当の問題点は、日本の大学や研究所の構造的な組織の問題なのです。

欧米で同様の問題が絶対に起こらないとは言えないでしょうが、少なくとも問題の規模が個人の不正の範囲にとどまり、組織不正のレベルまでは達しにくいように思われます。

残念ながら今回書いた問題は、日本の社会の構造的な問題点を指摘しているような気がします。そして今回の問題が、日本の大学や研究所で働く人々のやる気を失わせ、凋落の始まりにならないように祈るばかりです。

少子化と人口減少

大手予備校「代々木ゼミナール」が二〇一五年度から全国二十七校を七校に集約し、全国模試を廃止する事業縮小計画を発表しました。十八歳人口の減少で、「大学全入時代」を迎えつつある受験業界です。

我々の時代と異なり、大学はウェルカム一方で、オープンキャンパスなどという行事で大学の見学に行くと、交通の手配から昼食、実習までついて、なおかつ学生さんがマンツーマンで説明してくれるという至れり尽くせりの手段で入学を勧めてきます。

少子化で高校生が減少する一方、大学の定員が伸び、ＯＡ入試や推薦枠の拡大によって学力を担保しない入学者を増加させ、合格率が八〇％を超えるまで上昇しました。その反動で、十年で十五万人もの浪人生が減少したのです。

テレビのインタビューで予備校の講師が「来年からの就職先を探している」と寒々とした訴えをしているのを見ました。気の毒な気がしましたが、二〇一二年には「九州英数学舘」が生徒数の減少から事業を廃止しているのです。毎日の仕事の中で、生徒数の減少を肌で感じることはなかったのでしょうか？

文部科学省によると、平成二四年の全国の小学生の数は、男女合わせて六七九万四六一九人。全六学年のうち一番少ないのが小学一年生で、一〇六万一二七九人となっています。昭和三十三年の小学生の数は一三四九万二〇八七人、昭和五十六年は一一九二万四六五三人です。それ以降、年々小学生の数は減少しています。現在、小学生の数は年に二％ずつ減少しているのです。すなわち、ランドセルの売り上げは、付加価値のついた高いものを作らないかぎり、年に二％ずつ減少するのです。

団塊の世代に愛好者の多いゴルフ場とゴルフ用品店ですが、現在のゴルフ人口八六〇万人が、十年後には七百万人に減少することが予想されています。そのせいでしょうか、ゴルフ場の四〇％が十年後には経営難に陥ると予想されています。

もう二十年も前の話なので書きますが、バブル当時は、製薬メーカーのゴルフ接待も盛んで、猫も杓子もゴルフをしていました。ゴルフ場の予約も一苦労でした。

当時は会員権も高額でしたが、今では暴落し、会員権の相場より名義変更料の方が高いゴルフ場も珍しくありません。バブル当時には、薬の知識はないけれどもゴルフのレッスンプロのようなＭＲ（医薬品情報担当者、昔はプロパーと呼ばれた製薬メーカーの販売促進員）さんが何人もいたのです。

私も、当時は時々ゴルフをしていました。賭けゴルフをよくしていたというＭＲさん、その腕は信じられないくらい名人級で、グリーン周りから「これ入れます」と宣言し、ラインが簡単だったのでしょうが本当に入れてしまったのでした。そのＭＲさんから賭けゴルフの怖さを聞くのが面白かった記憶があります。

『風の大地』（原作：坂田信弘、作画：かざま鋭二）というゴルフを題材にした日本の漫画作品がありります。この中で賭けゴルフの話がありますが、実話に基づいているのかもしれません。そのＭＲさんは口を酸っぱくして、「知らない人と賭けゴルフだけはしてはいけない」といつも諭してくれたのです。

私の診療科に二週に一度、医学部の学生さんが実習にやって来ます。時間があると、今後の人口の変化、疾病構造の変化、患者さんの動向について話をします。

今は少子高齢化に向かってはいるが、高齢者人口の伸びは田舎で数年以内に、大都会で二十年後がピークで頭打ちになること、人口減少がはっきり始まっていること、医学部の定員が減少せず、とくに東北地方での医師不足から定員増加の動きがあるが、人口減少により医師が飽和し、三十年後には本当の医師過剰時代が来ることなどを説明するとびっくりするのです。

学生さんは、今からどうしたらよいのかを聞いてきますが、医療政策は日本の場合、国民皆保険制度の下、政治が決めており、予想は全くつかないことを説明しています。

予備校の先生も、ランドセルの会社の人も、ゴルフ場の経営者も、時代の変化は予想できるはずです。人は平和に生活していると、今の状況が永遠に続くという錯覚に時に陥るのです。医療も然りなのですが、時代の変化に慌てふためかないためには、予備校講師林修先生のように「今でしょ」の精神で、やれることを見つけて時代に対応していく以外にないのかもしれません。

オバマケアと日本の保険制度

オバマ大統領の任期八年が終了し、大方の予想を覆したアメリカ大統領選挙の結果を受けて、トランプ政権が誕生しました。

オバマ前大統領は現職の時に国民皆保険制度の導入を目指しましたが、共和党が反対し、導入はままなりませんでした。しかし結果的にはかなりの難産でしたが、オバマケアという形で何とか形にすることができました。

オバマケアとは、オバマ前大統領が推進した一連の医療保険制度改革法を指します。米国には日本のような国民皆保険制度がありません。米国にはオバマケアの導入前には無保険者が約五千万人いたのです。オバマケアによって、二〇一四年から米国では国民の最低限必要な民間医療保険への加入を原則として義務化しました。政府が補助金を支給し、新たに二千万人超の低所得者が保険に加入できるようになりました。

その一方で、健康状態が良くない加入者が増え、医療保険会社の収支が悪化しました。今まで自力で医療保険に入っていた中間層の保険料が上昇する問題も起きたのです。

アメリカの医療費は日本と比較してとても高額なのです。アメリカでは自分で民間の医療保険に加入しなければなりません。「医療は健康と寿命を売るビジネス」と考えられている米国では、医薬品開発や医療の進歩に伴う医療費高騰のために保険料が急騰しているのです。大学病院レベルの医療を受けようと思えば、それなりの高額な医療保険に加入しなければなりません。

信じられないかもしれませんが、米国では平均的な年収の人がそれなりの医療保険に加入すると、保険料と自己負担金で、収入の半分を持っていかれるのです。そして、二〇二八年にはこの比率が一〇〇%になるという笑えない予想まであるのです。

アメリカでは、実際に家族の一人が肺癌に罹患すると五年間で七・七%の家庭が破産しています。これは、真実であって冗談ではありません。多くの白人エグゼクティブたちには、アル中や肥満の多い黒人を医療保険に加入させるのは、健康で優秀な労働者に対する増税と同じことだという考えが根底にあるのです。だからこそ白人中間所得層の怒りが累積され、オバマ大統領に対する不満が鬱積し、結果的にトランプ大統領誕生につながったのだと思います。

日本の自動車産業が自動車一台を生産するために負担している従業員の医療費は約八千円です。信じられないかもしれませんが、米国の自動車会社が負担しているそれは、自動車一台当たり約一五〇〇ドルで日本のおよそ二十倍にもなるのです。

リーマンショックの後に、アメリカの自動車産業は倒産の危機に見舞われました。フォードやGMといった米国を代表する自動車会社が崩壊の危機に立たされたのです。あの時、オバマ大統領が国の財政資金を投入して会社を存続させる条件として、退職者の医療保険を減額する提案を出し、労使が相当にもめたことをご記憶の方も多いでしょう。

フォードやGMが退職者の医療保険の面倒を見ることは、退職者たちにとってとても大きな既得権の一つなのです。逆にそれらが会社にとっていかに大きい負担になっているかがお分かりいただけると思います。トランプ大統領の言う、日本の自動車産業において非関税障壁があり、不公平な市場を形成しているという理屈は、あながち間違いとも言い切れない側面を持っているのです。

日本の診療あたりの医療費は米国の十分の一です。日本の医療費はGDP比にすると先進国中最低です。

日本の国民医療費は、平成二十六年の予算ベースで約四十三兆円でした。財源構造で見れば、国庫負担が約十一兆円（二六・〇%）、地方自治体負担が約五兆円（一二・四%）、患者さんの自己負担が約六兆円（一三・〇%）、国保や協会けんぽなど、直接収入から引かれている医療費は一〇・五兆円（二三・三%）に過ぎないのです。そして、残りを雇用者が支払っています。

給料から引かれている医療費を高いと感じているサラリーマンは多いと思いますが、実は、医療費全体から見るとわずかな金額しか直接給料からは支払われていないのです。それに加えて、日本には高額療養費制度があり、医療費がいくらかかろうと、収入に応じた一定額以上の支払いは国が制度として面倒を見てくれるのです。

日本において、個人や企業の医療費の負担割合を増加させると、医療費の増大が亡国をまねくだの、産業の発展の足を引っ張っているだのといった意見が出ます。しかし、これは間違いです。実は、日本の公的医療制度は国民のみならず国の産業をも支えているのです。

それでも人々は高いお金を払い、入院や手術の給付金、癌と診断された時の一時金のために割高な保険金を民間保険会社に支払っています。なぜなら日本人は保険が大好きだからです。日本の民間保険会社が集めている保険は、自動車や火災、がん保険などすべてを含めて年間五十兆円にもなるのです。保険契約高は三千兆円、日本の年間ＧＤＰが五百兆円程度ですから馬鹿げた数字です。

公的医療保険や年金制度の財政が苦しくなると、保険や年金制度が企業経営を圧迫するだの、医療費の増大が亡国を招くだのといった意見が出ます。

日本人は公的社会保険にお金を払うことは嫌がり、個人の民間医療保険には自ら進んでお金を支払うのです。消費税を上げて今の医療保険制度を維持するよりも、割高でもよいから民間保険会社に自ら進んで保険料を支払い、自分と自分の家族だけが守られればそれでよいのです。

昔は日本で生命保険と言えばまず日本生命でした。「日生のおばちゃん」という保険のセールスレディが登場するCMをご記憶の方も多いと思います。私の職場でもその昔は、保険会社の職員が頻繁に出入りしており、宝くじの販売や換金、テレビの番組表の配布など様々なサービスを行い、多くの顧客を抱えていました。

最近、ショッピングモールに行くと「ほけんの窓口」という看板をよく見かけます。そこで目につくのは外資の保険会社です。実は、日本の民間保険の手数料は大変割高なので、外資にとって保険事業を日本で行うというのはとても儲かる事業なのです。

日本では高額医療制度が充実しており、保険会社は微々たる入院や手術の給付金、癌と診断された時の一時金を払うだけで事が足りるのです。保険会社の支払いの可否や金額がそのまま命のやりとりになる米国とは異なり、日本では不払いの訴訟に巻き込まれる危険も少ないのです。

そのため、外資の保険会社は日本に進出するためにありとあらゆる圧力をかけてきました。郵政民営化の時にかんぽ生命の民営化に様々な制約がついたのは、明らかに外資、それも米国からの圧力です。

自動車保険やがん保険にしても、ネットやテレビで外資の保険が盛んに宣伝されています。

実際外資のそれは、一般の生命保険を見ても同じ給付金なのに、明らかに一カ月あたりの支払額が安いのです。そして、一時金の支払いも通常のものでは審査も早く、すっきり支払ってくれるという印象があります。

今でも私の職場には日本の保険会社の勧誘員が出入りしています。日本の保険会社は、セールスレディやアジャスター（保険会社から委託を受けて支払額の認定を行う人）を雇用し、その費用を料金に上乗せしています。

最近、民間保険会社の保険金請求に対して調査を任された下請け会社からの問い合わせが多くなりました。医療保険はその請求に詐欺的要素がない限り、互助精神に基づいて成り立っているので、できるだけ支払うべきだと思いますが、調査担当の下請け会社は、保険金の支払いを減らすことによってクライアントからの評価が高くなると思っているようです。

最近、アジャスターと呼ばれる調査員の質の低下は著しく、面会すると、いくら保険金の支払いが減るかは分かりませんが、保険会社の評判を下げるだけで無駄としか思えない人もいます。

日本の保険会社がアジャスターなる人物を使って（不要な？）難癖をつけ、保険の一時金の支払いを渋る例をよく見ます。日本の保険会社が衰退してゆくのも、むべなるかな、なのかもしれません。

TPPと医療と国民皆保険制度

日本では、「医療」は限りない成長の潜在能力を持ち、国際競争力にしても世界のどの国と比較しても決して引けをとらない高度な能力を持っていますが、残念ながら外貨を稼ぐ「産業」として扱われてきませんでした。

日本にも医薬品や医療機器で有名な会社がありますが、臨床医学はあくまでも国民皆保険制度のもとで運営されており、公的扶助の精神が最も重要視され、「医療に利益の追求や競争原理を持ち込むべきではない」といった考え方や、「国民皆保険は死守すべきで、そのために公的保険の運用に柔軟性を持たせることはできない」といった理論がまかり通っています。

「TPPの最大の問題は農業の自由化だ」と誤解している日本人が多いと思います。しかし、牛肉の自由化で日本の松阪牛が売れなくなることはありません。A5ランクの霜降り牛肉を作り出すには、遺伝的要因も大切ですが、牛一頭一頭を毎日全身マッサージするほどの手間がかかるのです。そんなことが欧米人にできるはずがありません。

A5ランクの霜降り牛肉はアメリカでは到底作ることができません。アメリカで作れるのは、薄切りにして牛丼の材料にするものか、たれに漬け込んだBBQ用のものか、煮込みが必要な肉か、大きさだけが主眼で濃いソースとともにしか食べられない味気ないステーキなのです。

コシヒカリやササニシキのような甘くて粘り気のあるもちもち米は日本独特のものであり、日本でしか売れません。粒の一律性や混ざりもの（石や雑穀）のない純度の高いコメは日本でしか売れないし、日本でしか作られていないし、日本以外では作ることができないものなのです。

スウェーデン留学時代、日本のコメの価格の四分の一程度のカリフォルニア米を食べていました。パラパラとして痩せた感じのコメは、しばらく食べていると慣れて、まずいとは感じなくなりましたが、日本に帰って食べたご飯はどこで食べてもすべてがびっくりするくらいおいしいかったのです。いかに安かろうが、日本でカリフォルニア米が大量に流通するとは到底思えません。

日本人は、パンといえばクリーミーで甘い小麦粉のパンを普通と思って食べていますが、私が留学中に食べていたスウェーデンの主食とされていたのは、リンパと呼ばれるライ麦のパンでした。慣れるとなんとかなるのですが、固くて味気ないパンです。スープを染み込ませたり、濃いソースをつけたり、ソーセージやハムをはさんだりしなければとても食べにくいのです。

パンがそれだけで美味しいクリーミーなパンは、日本だけのもののように思いますし、日本のそれはスウェーデンのリンパと比較してとても高価なのです。

スウェーデンのコンビニやスーパーでリンゴを買って食べて、初めて気づきました。リンゴがこんなに酸っぱくてまずいものだと知らなかったのです。日本ではあんなリンゴは全く売れないでしょう。スイカはウラナリ、りんごは酸っぱいのが、日照時間の短いスウェーデンでは当たり前のことなのです。

スウェーデンで美味しい果物は、輸入品であるバナナと真夏に採れるイチゴしかありませんでした。ヨーロッパでは果物や生鮮野菜は気候と物流の問題で良いものが手に入りにくく、良いものは高級品なのです。

日本の農業は、ＴＰＰによって自由化されると本当に崩壊するのでしょうか？　日本の農協が農業を「美食による幸福を売るビジネス」と考え、世界中の金持ち相手に日本の農産品や畜産品を売れば飛ぶように売れると思います。それだけ日本の食品のレベルは高いのです。

政治家が農家の票だけを気にして、補助金で農家を守ろうとするのは、もう止めさせなければならないのです。

外国の要人が日本を訪問された時に、迎賓館なるところで歓迎の晩餐会が開かれます。それに使用される高級ワインが税金によって買い付けされ、洋食を中心としたディナーが提供されます。ワインに似た日本酒もあります。晩餐会のメニューが松阪牛のしゃぶしゃぶであったり、馬刺しやユッケ、高級マグロの刺身であったりしてはいけないのでしょうか？

アップル社の元CEOスティーブ・ジョブズ氏は、日本のとある高級寿司店がたいそうお気に入りで、いくらお金がかかったのかは知りませんが、食材とともに板前をアメリカの自宅へ出張させ、寿司を味わっていたという実話があります。世界の金持ちが本当に日本の高級料理を知ったら、同じことをするような気がします。そして、そうなると、日本の高級食材の値段は一般的な日本人の手には入らない値段に高騰するかもしれません。

企業がニーズに合わせて商品を開発し、その商品を販売する時には、開発費やその性能、需要と供給バランスと原材料費や生産にかかる経費や販売にかかる経費を計算し、利潤を上乗せして価格を決定します。プリウスの値段を決めるのはトヨタであり、ヒートテックの値段を決めるのはユニクロなのです。しかし、日本では処方される医薬品の値段は国が決めています。アメリカが貿易赤字の解消を目指し、トランプ大統領が保護貿易主義に走っています。アメリカがいかに輸出を増加させようとしても売るものといえば農産品と薬品しかないのです。アップル社の本社は米国カルフォルニアにありますが、実はアップルは多国籍企業で、アップル社の売り上げが日本でいかに増えようと、日本との貿易赤字の解消には役に立っていないのです。

実は、アメリカが日本に対して本当に狙っているのは、医薬品価格の自由化であり、知的財産権としての医薬品特許の期間延長と保護なのです。日本の医薬品の値段は厚生労働省が決めていますが、アメリカでは薬品会社が自由に値段を決めています。そのため、薬品としての性能が優れ、代替品がない薬品であれば、アメリカの製薬メーカーは薬価の吊り上げすら行うのです。

残念ながら医薬品の価格が自由化され、医薬品特許がアメリカの思惑通りに保護されると、ジェネリック医薬品は衰退し、医療費は高騰し、国民皆保険制度は崩壊します。医薬品の自由化は日本の医療行政の根幹にかかわる問題だけに、日本は到底受け入れることができないのです。

現在、日本では海外の患者さんを自由に受け入れてはいません。それは、日本で海外の医療保険が使えないこと、医療機関自体が外国人の受け入れ態勢が十分ではないことによります。現在、日本で海外からのツーリズムとしての医療を受けている患者さんは、年間五千人とされています。その多くが自由診療である artificial abortion（人工妊娠中絶）手術の患者さんです。敬虔なカソリックの国でこの手術を行うことは、テロの対象となる可能性があり、米国ではこの手術を行った医師が何人も殺害されています。

しかし、日本ではほぼ自由にこの手術が行われており、そしてその価格たるやきわめて安価なのです。そのため、日本行きの航空路線は abortion line と呼ばれており、世界中から患者さんが集まってくるのです。

日本の製造業は、特にシャープ、パナソニックなどのように白物家電が壊滅状態です。デジタル機器も時代の流れを読み間違って、スマホやタブレット端末でサムスンやファーウェイに食われています。

日本人が自由に海外旅行できるのも、ルイ・ヴィトンが自由に買えるのも、医薬品だけで年間三兆円の貿易赤字を出すことができるのも、すべて日本国が大量の外貨を抱えているからなのです。ユニクロや日産のようにエネルギー高騰により企業が生産拠点を海外に移し、国内産業が空洞化すると、日本全体が斜陽化して外貨が稼げなくなります。その上、あと五十年で日本の人口は三分の二になるのです。

日本の医療費は、特に入院費と手術費が米国と比較し安価です。ここ数年の医療費の改定で手術料はずいぶん値上がりしましたが、それでも同じ手術で比較した場合、手術料は米国の三分の一から八分の一程度の値段です。

日本の医療費は年間約四十三兆円ですが、トヨタの年間売り上げは年間二十二兆円です。医療が自由化されアメリカの医療保険が日本の医療機関にも通用するようになれば、アメリカから大挙して患者さんがやってくる可能性があります。そうすれば、医療が稼ぐことのできる外貨は百兆円規模になるかもしれません。

今後の製造業の行く末を考えれば、この国を発展維持させることのできる最も有望な産業が医療であることは間違いありません。アメリカの民間の医療保険が日本の医療機関と手を結び、手術費が安い日本でアメリカ人に積極的に治療を受けさせる日が来ないとは限りません。

社会の高齢化に伴い、医療費の削減は急務です。病院は薄利多売を強いられ、医薬品の高騰に対して、労働力の減少にも逆らいながら人件費の削減をしなければなりません。

もし医療が自由化され、外国人に門戸を開き、外国人が大挙して日本に押しかけ、日本の保険制度より高い医療費を支払うなら、諸手を挙げて喜ぶ病院はあると思います。アメリカ人の患者さんが大挙して来るなら、看護師には英語の堪能なフィリピン人を雇用すれば人件費の削減と雇用の確保の一石二鳥だと思います。

もしそうなれば、日本人の患者さんは排除されるか、医療費をアメリカ人の医療費に並みに支払わないと治療してもらえなくなります。国民皆保険制度は有名無実となり、人々が手軽に医療機関を受診することが困難になります。

医療は健康と寿命を売るビジネスであり、よい医療は自由競争の下、高騰はやむを得ないと考えている国の人々と、全員に公平にいきわたらせるために水と医療費はただで当然と考えている日本人では、医療費に対する考え方が全く違うのです。

既得権と自分の利益を最も大切にする日本人が、国民皆保険制度を手放すわけがありません。

残念ながら、日本の優れた医療が日本国と日本人を救う産業になることは夢のまた夢の話なのではないかと思うのです。

【閑話2】東京の下町とそば打ち体験

「そば打ち」を趣味にされていたり、興味を持たれたりする方はおられると思います。

私自身も、自分で魚をさばいて料理したりするのが大好きで、そば打ちも一度体験してみたいことの一つでした。

山口県でも「重源《ちょうげん》の郷《さと》」（山口市徳地深谷一一三七）と呼ばれる、古民家集落をモデルにした体験工房があります。釣り堀や木工細工、染物や陶芸などの体験工房の中に、そば打ち体験の工房もあります。

十年前までは訪れる人も多く、賑わっていた観光施設ですが、最近は少子化の影響か人が少なく、がらんとしています。そば打ち体験は千円程で、自分が打ったそばを食べることもできます。興味があれば一度行ってみて下さい（要予約）。

「重源の郷」でそば打ちの体験はあったのですが、一度、本格的なそば打ちを見てみたいと思っていました。そば打ち職人の養成学校をネットで探したのですが、これが結構あるのです。

東京出張の折に電車で行けるところで探すと、「江戸東京そばの会」という、そば屋開業を指導するプロ養成の指導所がありました。場所は、葛飾区京成電鉄立石駅から十分程歩いた立石商店街の中にあります。

ちなみに、羽田空港からの行き方は、羽田から京急で品川・泉岳寺を経由、都営浅草線で押上を経由、京成電鉄に乗るのですが、実は、便によってはこれらが乗り換えの必要ない相互乗り入れもしています。羽田からの距離は相当にありますが、京急空港線に直接連絡している電車に乗ると六十分程で到着します。

実は、私は立石に行くまで、浅草が典型的な東京の下町だと思い込んでいたのです。私は、東京の中では浅草寺の界隈の雰囲気が大好きです。近年は外人の観光客の方もとても多く、浅草寺の仲見世通りには外国人を対象とした土産物屋も多く見かけます。

老舗のおもちゃ屋や下駄屋、人形焼きや煎餅の店もあります。

人形焼きは、仲見世通りの一番奥、向かって右手にある「木村屋」さんが最も老舗で有名ですが、近年は人手不足か外国人の店員さんをおいておられます。

雷門から仲見世通りに入り、半分程行ったところに「杵屋」や「壱番屋」といった煎餅店のあたりで、仲見世通りを横切る道があります。それを左折して五〇メートル程行くと、「大黒屋」という天丼専門店があります。テレビでよく放映されるので、ご存じの方も多いでしょう。丼からはみ出している大きな海老天を盛り付けた、あの天丼の店なのです。あまりに有名な店なので、一度、長蛇の行列に並んで食べました。

東京で最も有名な蕎麦屋の一つが浅草にあります。雷門から浅草寺に背中を向けて道路を渡り、まっすぐ二〇〇メートル程進んだ右手、「並木藪蕎麦」という店です。昼時になると、観光案内を片手に持った欧米人の観光客が行列を作っているのですぐに分かります。

外国人観光客が好みそうな、日本風の作りです。蕎麦は典型的な江戸蕎麦です。店の中も純日本風で、最も高齢の頑固そうな爺がお金の計算をしながら注文をとっているのです。愛想などというものはまるでありません。外国人であろうが、英語のメニューがあるでなし、店員が食べ方を教えるわけでもありません。

私の目の前に、カナダ人の五十歳前後と思われる夫婦が座り、せいろと天ぷらそばを食べていました。

店員が急須を持ってきて、夫婦の前に置いたのです。緑茶だと思っていましたが、それを飲んだ主人がとても不思議な顔をするのです。しばらくして、私のところにも運ばれてきたので分かりましたが、蕎麦湯だったのです。せめて、蕎麦湯を解説した英文の紙ぐらい置いておけばいいのですが、さすが下町でした。私が蕎麦湯の説明をすると、ご夫婦はとても喜んでくれました。


「江戸東京そばの会」のそば教室は「玄庵」というそば店を兼ねており、そこの店主が自ら商売用のそばを打ちながら、生徒にそば打ちを教えているのです。私が訪ねた時も、脱サラを目指しているような三十－五十歳代のサラリーマン風の数名の生徒さんたちがプロ養成コースで修行しており、その日には二名の卒業式も執り行われました。

ちなみにプロ養成コースは五日×四週の二十日間、そば打ち放題、教材費、住込み可で受講料三六万七二〇〇円です。

私が体験した半日コースは、五〇〇グラムのそばを先生が打った後に私が実際にそばを打つのです。料金は四千円でした。自分が打ったそばと先生が打ったそば一人前を食べることができて、出汁とともに自分の売ったそばを持ち帰れます。「玄庵」は、〃せいろ〃が八二〇円の高級（?）そば屋なので、さほど割高ではないと思います。

教室の先生や案内の方々は、みなさん東京の下町生まれ下町育ちなのでしょう。人懐っこく親切で、私がこの後飛行機で下関に帰ると話すと、まだ一度も飛行機に乗ったことがないと羨ましがられたのが印象として残りました。

そば打ちは、初めての人でもそれなりにはできるもので、楽器を弾くような困難さはありません。しかし、そばの味やコシが、気温や湿度、手の温度やこねる速度まで関係し、いつも美味しいそばを打つには、たいへん微妙な感覚と熟練が必要です。

例えば、そば粉に加える水の量一つにしても、気温と湿度によって変化し、大きな一覧表が壁に貼ってありました。

最も技術的に難しいのは、そばを同じ薄さに伸ばして、適切な太さに切ることです。包丁を使って同じ太さに切っていくのですが、これはさすがに見様見真似でできるものではなく、長年の経験が必要です。

出雲そばは比較的太い麺で作られていますし、新潟のへぎそばもつなぎが多く、コシの強い太麺です。私が大好きな貴船町にあるそば屋「大正庵」は信州そばで、薄く麺を延ばしていますが、やや太めに切ってあるコシの強い麺です。江戸前そばは、麺の太さが命で、そばが細くても太くてもゆで加減と味に影響するのです。初心者には向いていないそばなのかもしれません。

体験の最後に「せいろ」を食したのですが、先生が打ったそばは私のそれよりも何倍も美味だったのです。

葛飾区といえば、『週刊少年ジャンプ』の漫画「こちら葛飾区亀有公園前派出所」や、松竹映画『男はつらいよ』のイメージなのですが、京成電鉄立石駅から降り立ち、そこから続く商店街は、昭和三十年代のような風景が続くのです。

私はやっと本物の下町を見ることができたのです。それは不思議な光景でした。昔々は、浅草周辺も同じような下町だったのでしょうが、人の出入りにつれて下町の風景だけが残って、風情が失われてしまったのかもしれません。

京成立石駅前界隈は「キングオブ下町」や「居酒屋のワンダーランド」とも言われ、テレビや雑誌にも取り上げられるほど下町情緒たっぷりの居酒屋が軒を連ね、平日の昼間から賑わっています。信じられないことに、昭和三十-四十年代に帰ったような、古い商店街の風景が続くのです。実は、亀有、柴又と立石は三キロ四方の中に入る程度の距離しかありません。

東京といえば、品川や新宿、足を延ばしても浅草までしか行ったことがなかったので、それはもうびっくりです。寅さんの映画の世界で見た風景が、今でも本当にあるのです。ここを歩きながらコップ酒を汲むのは、東京ディズニーランドに行くよりも楽しいような気がします。

III

白夜のティータイム

スウェーデンあれこれ

スウェーデンで見た伏魔殿？

在スウェーデン日本国大使館は、旧市街（ガムラスタン）から東に向かい、北方民族博物館やバーサ号博物館、スカンセン野外博物館があるユルゴーデン島を横目に見ながら過ぎた所の、「大使館通り」と呼ばれる一角にあるのです。周囲はとても閑静で湖も近くにあり、後に日本の那須の高級別荘地を見た時に、すぐにスウェーデンの日本大使館の周囲を思い出したのでした。

その閑静で人通りがほとんどない、風光明媚で自然豊かな所に、二階建ての古い建物が建っており、それが日本大使館でした。

その隣に、アメリカ大使館があるのですが、アメリカ大使館は要塞と呼ぶのにふさわしい外観を持ち、二重の鉄条網に囲まれていました。中央の屋根では軍事用と思われるレーダーが回転しており、道路側には窓がほとんどありませんでした。建物の周囲では自動小銃を持った米国兵士数人が警戒をしています。その場所が閑静なだけにより不自然に思えるほど警備が厳重なのです。もっとも警備の兵隊さんも暇そうで、にこやかな雰囲気ではありましたが。

日本大使館で忘れられないのは、開館日と開館時間です。開館時間は午前が二時間半、午後は二時間です。土曜、日曜はもちろん休み、スウェーデンの祝祭日も休みです。理解できないのは、それに加えて日本の祝祭日も休日であることです。理由は本国と連絡が取れないので休むというものでした。時差もあるでしょうに、連絡が取れないから休む、はないように思いますがいかがでしょうか？

在スウェーデン日本大使にお目にかかったのは、日本人会主催の運動会にスウェーデン人の運転手付きの大使専用車で乗り付けて、開会の挨拶をされた時だけです。

そういえば、一九九六年ペルーの日本大使公邸で、青木盛久大使がホストとして行われた天皇誕生日祝賀レセプションがトゥパク・アマル革命運動（ＭＲＴＡ）によって占拠された事件では、人質となったのはペルー政府の要人、裁判官や財界人などの著名人、日本企業のペルー駐在員などで、医者や学者はいなかった記憶があります。

海外では外務省の役人たちは、商社などの大企業の駐在員や移住した有力日本人には親切なようでしたが、留学生や旅行者の面倒は見てはくれないようでした。

スウェーデン大使館の待合室には、お金を盗難されても大使館は一切お金を貸さないだの、宿泊の面倒は見ないだの、帰国費用も貸さないだの、パスポートの再発行には時間がかかるだの、という注意書きが大きく貼ってありました。あれだけ休みが多く、開館時間も短いとなれば、大使館に何度も足を運ぶのは大変です。あんな貼り紙を見ると、大使館には海外旅行中に泥棒にあった気の毒な日本人旅行者を助ける気はさらさらないような気がしました。

スウェーデンはバルト海に面しており、海のそばにありますので、海産物の良いものが採れると思われるかもしれませんが、実は間違いです。バルト海は出口がデンマークとスウェーデンで挟まれた狭い海域しかなく、実は淡水に近い塩分濃度なのです。巨大な池に近い構造で、潮の干満がありません。はっきりした潮流もないのです。だから、冬期になると簡単に氷の海になるのです。

潮の干満がなく潮流がないと、魚たちは餌に恵まれず運動不足なのでしょう。美味しい魚はバルト海では捕れないのです。マグロやヒラマサ、カンパチはともかく、鯵や鯖、サンマすら捕れないのです。スウェーデン料理で代表的な魚料理と言えば、お世辞にも美味しいとは言えないニシンの酢漬けだったのです。

北欧で有名な魚といえばノルウェーで捕れるサーモンかシシャモです。ノルウェーは北海に面し、フィヨルドという魚の生育に適した地形を持っています。北海は、荒海で潮流がありま
す。だから美味しい魚が採れるのです。

日本の物流システムはたいへん優れており、採れた魚をすぐに冷凍する技術やそのまま保存、運搬するシステムが発達しています。イカや魚を生きたまま運搬する専用のトラックすらあるのです。

北欧の物流システムは貧弱で、ノルウェーの西側から、スカンジナビア半島を横断してスウェーデンの東側に、魚の鮮度を保ったまま運搬するシステムがありません。そのため、刺身用の鮮魚はそれ専門の業者が、フィヨルドで有名なベルゲンで仕入れ、ストックホルムに空輸されて来るのでした。

ストックホルムにエステマルムという海産物で有名な市場があり、その一番奥に高級鮮魚店がありました。スウェーデンの海産物と言えばエビとクラフテル（ザリガニ、スウェーデンの高級季節料理、シャコに似た味）です。この鮮魚店には刺身用の鮮魚が空輸されて来る、という話を日本人から聞いていました。

しかし、いつ行っても刺身用の鮮魚は売り切れなのです。販売されているのを見たことがありませんでした。長いこと理由が分かりませんでしたが、留学歴の長い日本人が教えてくれました。店も心得たもので、刺身用の鮮魚が納入されると、すぐに大使館の職員に電話し、大使館の職員が買い占めていたのでした。

その時私の頭の中に、その昔「外務省は伏魔殿」と言い放った外務大臣がいたことが思い出されたのです。

バイオリン弾きとサッカー選手

ストックホルムにはストックホルム・コンサートホールがあり、ほとんど毎日何らかの行事が行われていました。ここは、ロイヤル・ストックホルム・フィルハーモニー管弦楽団の本拠地でもあります。

毎年十二月十日に挙行されるノーベル賞(平和賞を除く)授賞式は、ここで開催されます。もちろんクラシック・コンサートもたくさん行われており、スウェーデン中の都市からオーケストラが演奏に来るのでした。

このコンサートホールでは、舞台を取り囲むように座席が配置されています。オーケストラの背後、すなわち、指揮者と対峙《たいじ》する位置にも座席がありました。目の前がパーカッション、弦楽器は最も遠い位置にいます。指揮者を正面に見て聴く演奏は、日本ではなかなか見ることのできないものとして、今でも鮮明に記憶に残っています。また管楽器は音に指向性があり、オーケストラの演奏を反対方向から聴くと独特の音楽性がありました。オーケストラの背後の席のチケットは最も安く、日本円で五百–八百円ぐらいだったと記憶しています。

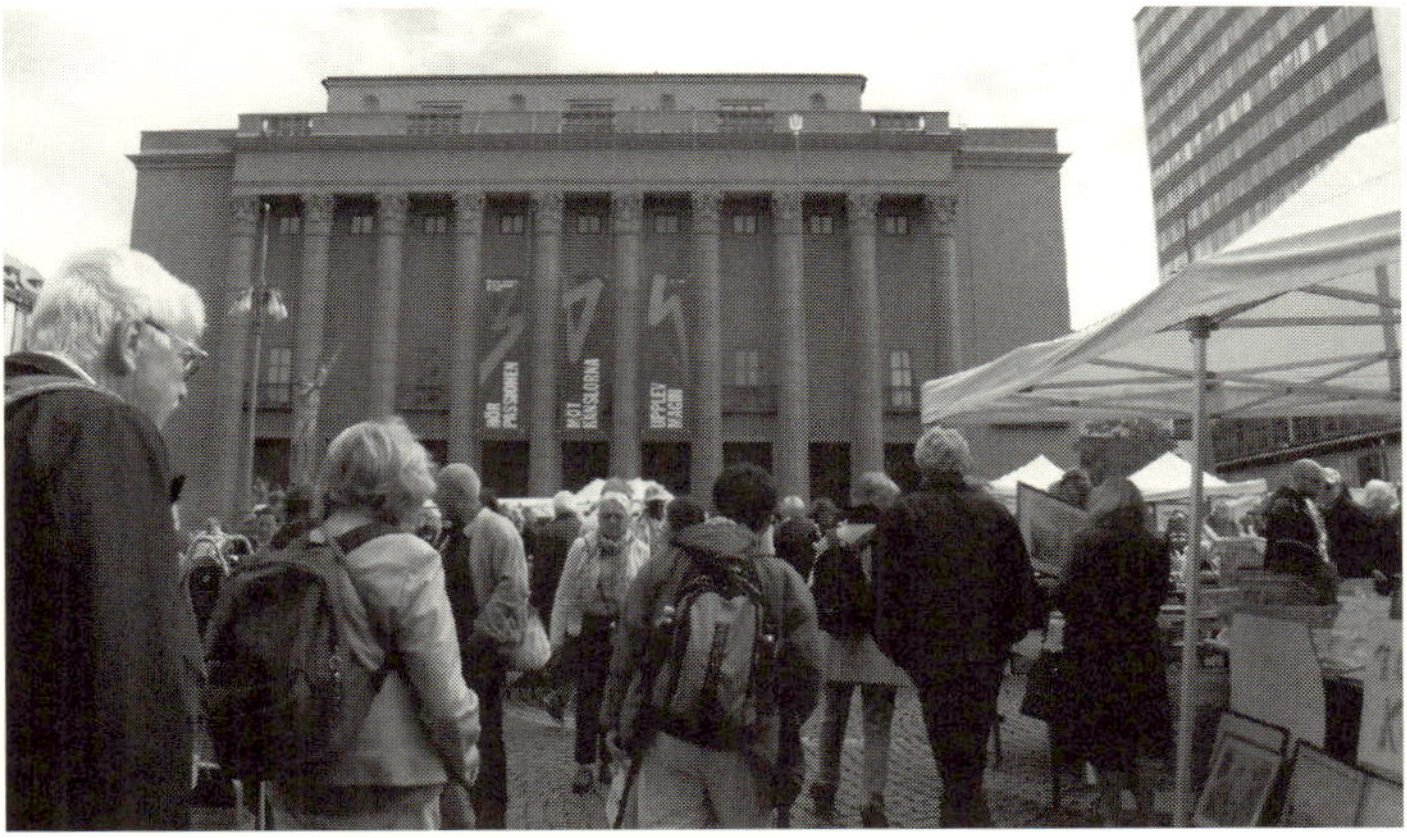

ストックホルム・コンサートホールとその前にあるヒュートリエット市場

ノーベル賞授賞式は日本でも放映されます。映像を見ていただければ分かりますが、舞台上で授賞式が行われ、その背後のいつも私が座っていた席に、オーケストラが陣取って授賞式の音楽を奏でるのです。

下関市民オーケストラ（アマチュア）の定期演奏会に行きました。チャイコフスキーとラフマニノフの演奏が行われたのですが、大変すばらしい演奏で、ヨーロッパであれば十分プロとしてやっていける実力があると思われるほどでした。

日本では地方自治体が自前のオーケストラを持っていることはほとんどないように思いますが、ヨーロッパでは小さい地方の市がオーケストラをかかえていることは珍しくありません。スウェーデンでも、人口数万人の市に一つ程度、プロのオーケストラがあるのでした。ストックホルムの南にあるノルショッピング市の楽団のコンサートマスターは、当時日本人でした。

残念なことにオーケストラとして相当の実力があっても、日本ではその道のプロとして食べていくことができる人は一握りで、ほとんどの人が演奏のみで食べていくことは困難なのだろうと想像します。

スウェーデンでは、サッカーのプロになること、オーケストラのメンバーとして生活していくことが、日本よりはるかに簡単なのです。ヨーロッパのサッカーリーグといえば、セリエAやイングランドのプレミアリーグなどを思い浮かべるでしょうが、プロサッカーリーグはヨーロッパ中至る所にあります。

ストックホルムにもサッカーチームはいくつかあり、それらがプロリーグを行っているのでした。ストックホルムが大きい都市だと誤解される方もおられるでしょうが、北九州市の半分程度の人口です。そんな都市にいくつかのプロサッカーチームがあるのです。

プロのサッカー選手となって卓越した能力があり、イタリアや英国の有名チームからオファーがあれば大金を手にできます。しかし、ストックホルムでのサッカー選手の年収は一万米ドルぐらいとのことでした。逆にその収入で満足できるなら、家族を持っていて自分が贅沢しなければ生活できるのです。子供の面倒や親の面倒は国が見る、配偶者とは共働きで、経済単位が独立し、自分の食い扶持《ぶち》だけを考えればよいからです。

所得税の累進税率があまりに高いために、道でホットドッグを行商しても、大学教授をしていても、手取りの収入に極端な差はないのです。大学教授をしていれば公用で海外に行けるとか、人々の尊敬を集めそれなりの人と付き合える。それだけなのです。

バイオリンを弾きながら日本で生計を立てるのは容易ではありません。日本の道端でバイオリンを弾いていたら、悪くすれば物乞いと間違われる可能性だってあります。ヨーロッパのちょっとしゃれたホテルのレストランには必ず生の演奏家がいます。街の大きいレストランに弦楽器の楽団がいることはまれではありません。ナショナル・オーケストラには入れない程度の演奏家であっても、街のレストランでチップを稼いで生活することが可能なのです。

オーケストラもバイオリンもサッカーも、スウェーデンでは生活の中にあります。小さな町の小さなサッカーチームを地元のチームとして応援する。済生会下関病院がスポンサーの地元のサッカーチームがあれば、アビスパ福岡ならぬ〝ナデシコ安岡〟の名称で愛されるのかもしれません。

確かに日本人は、ヨーロッパの人々と比較するととても働き者です。朝から夜まで規則正しく生活し、厳しい競争社会を生きています。津波や地震、台風といった自然災害に定期的に襲われる国だからこそ勤勉な日本人になったのかもしれません。

サッカー選手やバイオリン弾きとして生活していくことは日本ではとっても難しいけれど、本当に自分のしたいことをしたいようにして生きていける、そしてそのことで一生楽しく暮らすことができる、というのは実は幸せなことなのかもしれません。

日本と日本人が一生懸命働き、手に入れようと目標にしてきたものは、みんなが車に乗って、スマホが持てて、いつもテレビから多くの情報が流れてくる——そんな社会だったのでしょうか。ルイ・ヴィトンのバッグが普通に働く人なら誰でも手に入れることができる社会だったのでしょうか。私はスウェーデンで暮らすことで、人間の幸せとは何か、どうしたら人は幸せになれるのか、という人生観が少しだけ変わったのです。

アイスホッケーとハンドボールとサッカーに見るスウェーデン文化

スウェーデンにもプロサッカーリーグがあります。ヨーロッパの中では珍しく夏期にリーグが開催されています。地方都市にそれぞれプロ・チームがあり、ヨーロッパの他の国々と同様に熱心なサポーターがいます。

サッカー場の前にはサポーター専用の酒場があり、試合前からサポーターが集まり酒を飲んで盛り上がっています。競技場にはサポーター専用の席が設けてあり、自由に応援するためにはその席に入らねばなりません。一般の観客席では静かに観戦しなくてはならないのです。サポーター席に入るには警官による厳重なボディ・チェックがあり、缶、瓶や硬い物、長い物は持ち込めません。サポーター席は鉄条網で囲まれ、その外側には拳銃を持った警官がいるのでした。座席などなく、みんな立って応援します。

観客の目は血走っており、アルコールも入っているので、それは恐ろしい雰囲気がありました。敵に得点が入ろうものなら、サングラスやコイン、靴まで競技場の審判や相手選手に投げていました。フーリガンというヨーロッパの文化がわずかばかり味わえました。

イングランドのプレミアリーグやセリエAは日本でも有名ですが、スウェーデンのサッカーリーグはあまり知られていないと思います。サンフレッチェ広島で一九九四年にJリーグ第一ステージの優勝に導いたバクスター監督は、一九九一年までスウェーデンのハルムスタッズBK監督を務め、一部リーグへの昇格を決めた人でした。

移植外科の同僚のマットソン医師は熱心なサッカー・ファンで、日本のJリーグのことやバクスター監督、サンフレッチェ広島のこともよく知っていました。

バクスター監督当時、サンフレッチェ広島でボランチをしていたフォンデルブルグ選手は、私が留学中、スウェーデンのハンマルビーIFという、マットソン医師ひいきのガムラスタンの西にあるチームで、センターバックとして活躍しており、懐かしく観戦したのでした。

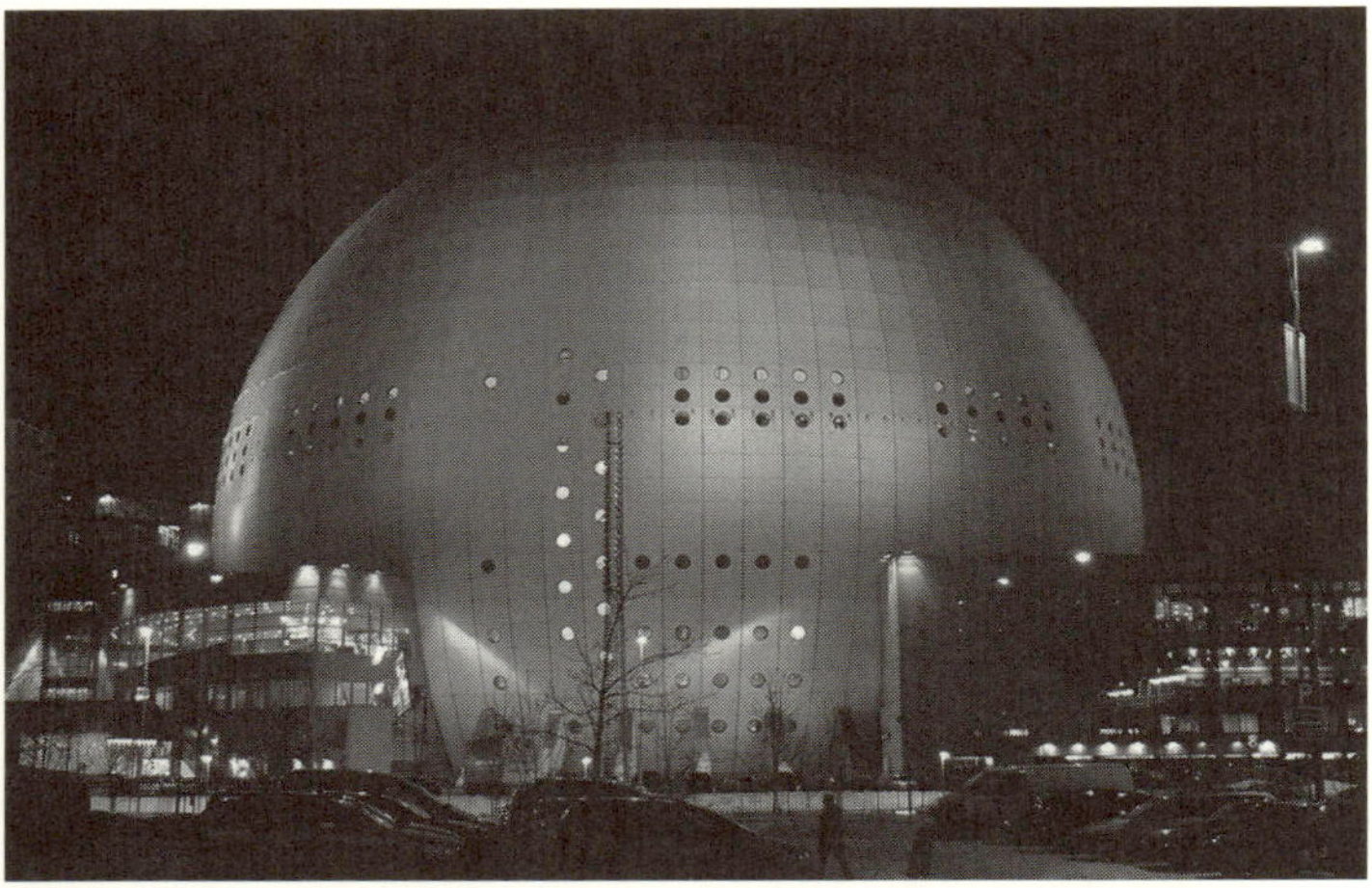

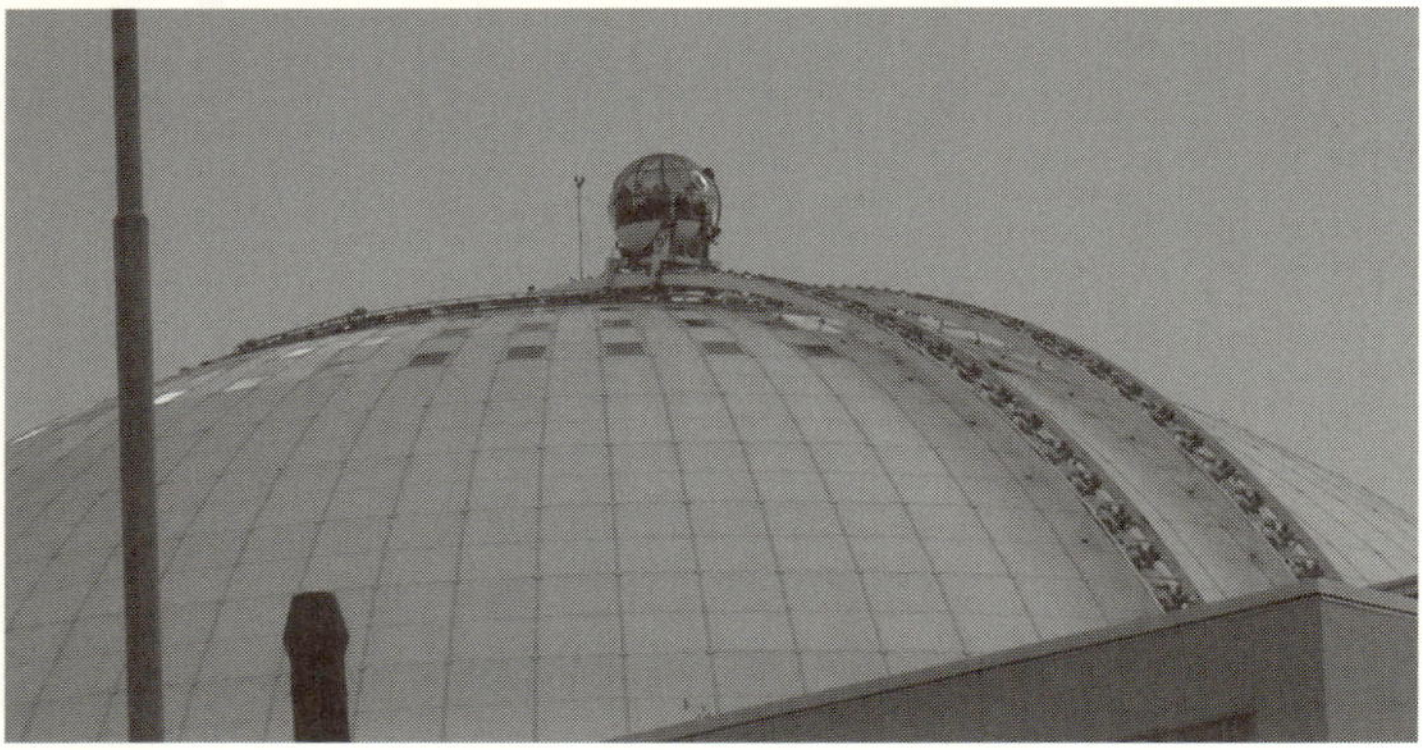

上：グローベンアリーナの全景。球形の形の底の部分がアイススケートリンクになっており，アイスホッケーの試合が行われます。球形の壁に沿った観客席は球形の上部３分の２程度まであり，真下にリンクがある光景はまさに圧巻です。
下：グローベンアリーナの外側には球形の観覧車が設置してあり，天井部分まで登って周囲の風景を楽しむことができます（往復30分弱）。

スウェーデンの国技といえばアイスホッケーです。アイスホッケーの選手は、スウェーデンの子供たちの憧れの的です。冬になるとあちこちでアイスホッケーの練習をしている子供たちに出会うことができます。

ストックホルム市内には、グローベンアリーナという球形の美しいアイスホッケー専用の競技場があり、冬の間国内のリーグ戦が開催されています。その中の一流プレーヤーはＮＨＬ（National Hockey League）の選手として活躍し、北米に移住し、それこそ国民的英雄となるのです。

スウェーデンのお菓子には、松井秀樹やイチローのようにＮＨＬの有名選手のブロマイドがおまけとしてついているのでした。毎年開催される北欧の四カ国対抗戦は国民的行事で、試合当日にはグローベンアリーナの周辺は、酔っ払いや日本で言うダフ屋も含め、会場に入れない多くの人でにぎわっていました。

以前、ハンドボールの日本代表チームの監督がスウェーデン人であったように、ハンドボールもまた、スウェーデンの国民的スポーツです。アイスホッケーとハンドボールには共通点があります。それは、競技中自由に選手の交代ができることです。サッカーや野球は、試合が中断している時にのみ選手の交代が認められますが、アイスホッケーやハンドボールは競技中自由に選手の交代ができるのです。自由な選手交代の中でも、選手は組織的なプレーをし、それが選手交代によって妨げられることはありません。

病院の中でもスウェーデン人はよく組織され、ルールに従って極めて組織的に個人が動きます。私がスウェーデンの病院勤めをして最もびっくりしたのは、医師の交代です。急患を診療していても、病棟の仕事をしていても、時間になるときっちり次の医師と交代するのです。それは、患者を診る時の検査基準や手順、診断方法や治療方法が前もって十分ディスカッションされており、きっちりとしたマニュアルがあるからこそできるのです。

また、個人個人の役割も細分化されています。例えば、慢性腎不全の患者さんに対する腎移植についていえば、最初に診察した医師、腎不全の管理をする医師、移植について説明と同意を得る医師、病棟で対応する医師、手術をする医師、術後を診る医師、その後外来で投薬と検査をする医師、みんな違うのです。病棟にしても、今週と来週で同じ医師が診るとは限りません。

病棟だけではありません、手術場でもアイスホッケーのように術者が途中交替するのでした。スウェーデン医師は、何もなかったように入れ替わることができました。そして手術は組織的に着々と進むのです。

バクスター監督が広島の監督時代によく使っていた言葉に「ディシプリン」というのがあります。元日本代表監督イビチャ・オシム氏もサッカーには「コレクティブ」と「ディシプリン」が重要と強調しています。コレクティブは「組織的に」、ディシプリンは「規律」、「約束事」という意味だと思います。

一般的なイメージでは、日本人はチーム活動が得意で、決まり事を守ると思われています。しかし、オシム氏が組織を優先させるがゆえに最後の最後で「責任をとらない」、または「避けようとする」（ゴール前で独創性のあるシュートを打てない）性質が日本人にはあり、これが折角の日本人の「組織的」と「規律」という特質を活かしきれていない、と本の中で語っています。

日本でアイスホッケーやハンドボールが国民的スポーツとして人気が出ないのは、やはり国民性の違いでしょうか？　病院において医者が目まぐるしく入れ替わるシステムは、日本と日本人にはなじまない気がします。医者が時間で入れ替わるような病院はたぶん社会的信用が落ちてしまうような気がします。

日本人的な「コレクティブ」と「ディシプリン」教育は、指示待ち人間を作ってしまい、状況を判断して行動を決断する力が落ちる、というのがイビチャ・オシム氏の日本人に対する見方のように思います。確かに、術者が途中で代わって術後に合併症が起きたら、日本ではみんなが逃げて誰も責任をとらないような気もします。

組織的にプレーするというのは、簡単そうで難しいものです。誰か一人でもルールにはずれたことをすると、全体がダメになってしまいます。多くの日本人にとって本当に信用できるのは、少数であるがゆえに全体を見守ってくれる人なのでしょうか。

確かに組織プレーには、その組織に属するすべての人に対する信用と信頼が必要となります。スウェーデンが、日本より根本的に性善説に依存した社会を形成している気がするのです。

パーティーに見るスウェーデン人

今の日本人からすると古い話なのかもしれませんが、その昔、古い日本人からスウェーデンを見て、性の解放が進んでいるとか、フリーセックスとかいう表現が少なからず使われていました。言葉が一人歩きをしているように思われましたので、少し触れようと思います。

スウェーデンでは子供の半分はシングルマザーから出産され、約一〇％の子供は父親の顔を見たことがない、というのは統計学的な事実です。

〝出来ちゃった婚〟がいつの間にか〝おめでた婚〟にかわり、マタニティー・ウェディングなどという造語ができている日本では、法的な婚姻関係を重視する伝統的な意識がスウェーデンより強いのだろうと思います。

スウェーデンでは、経済単位が個人個人独立しています。直接税の税率が大変高く、どのような地位でどのような収入であっても、手取りの収入はそれほど多くの違いはありません。だから、結婚や恋愛というのは経済単位や家というものに全く縛られずに考えられています。産まれた子供の面倒は国が見る。親の老後の面倒も国家が見る。そうすると、個人を縛っているものが全くなくなります。結婚して家庭に入り、主婦として生きることは、スウェーデンの税制上不可能です。夫婦は共働きでないと生活できない仕組みになっているのです。

だから、誰かと結婚し一緒に暮らすということは、その個人が人間的な魅力があり、一緒に暮らしたいから一緒にいる、というだけなのです。一緒に暮らしたくなければ、生活や経済的しがらみがなく、簡単に別れることができるのです。スウェーデンでは、母子家庭であっても、両親仲良く暮らしていても、全く同じ程度の生活が保障されています。

そんな理由で、スウェーデンでは日本のような、法的な婚姻関係を重視する伝統的な意識がありません。そんなこんなで、スウェーデンの統計の一部だけが興味本位に伝わり、前述のような言葉になったような気がします。多くのスウェーデン人はカソリック教徒で、恥ずかしがりやで、日本人よりもまじめな人が多いと思います。

私は、この国で、人間の本質というものを見たような気がします。一人の人と一生楽しく暮らすことができるというのが、本当はとても難しいということがよく分かります。若くて美しい時代はよいけれども、人間誰しも年をとります。年をとればとるだけその分人間的魅力が増す人もいれば、逆の人もいます。ただ言えるのは、女性は若くて美しいというだけで価値ですが、それは、年齢と共にあるものなのかもしれません。

だから、年を取っても人間的な魅力や美しい人になるにはそれなりの努力が必要なのです。スウェーデンでは、魅力の消えた人といつまでもズルズル一緒に暮らすようなことはありません。夫婦という形態に社会全体がとらわれず。結婚していようが、いまいが、それがその人の社会的地位や出世に影響することはないのです。

中年以後、白人女性はその容姿が極端に衰えます。そのためかどうかは不明ですが、中年期以後の女性が新しき良きパートナーを得ることは、なかなか困難です。このため（？・）中高年の独身女性が多く、社会的に女性の不満が強く、これがこの国が高福祉政策をとらざるを得ない一つの要因ともなっているのです。


この国では、パーティーというのがしばしば開かれます。日本でいう忘年会や新年会のようなものだと思うのですが、たいていの場合何とか記念パーティーという名称がついていました。パーティー会場の手前の部屋に三々五々集合し、ここで少々アルコールの入った飲み物を受け取り、ゆっくり会話をしながらパーティーが始まるのを待つのです。

　このパーティー、不思議なことに出席者の七割が女性でした。一次会はテーブルでワインを飲みながら、テーブルに運ばれてくるものを食べ、パーティーの途中で鐘が鳴るとみんな一斉に手を止め、主賓の挨拶に耳を傾けます。芸や出し物も用意されており、楽器の演奏か少人数のコーラス、簡単なショーでした。

　夜九時を過ぎると、一次会はお開きになります。広い会場の片隅にバンドがやって来て、ロック系の音楽を奏で始めダンス・パーティーが始まります。片隅には臨時の屋台が出現しアルコール飲料を販売します。この屋台の支払いは、その場その場の自前で、やはりその人が持ち合わせているお金の範囲で、その人が飲みたいものだけを飲みたいだけ注文する。誰に気兼ねするわけではなく自由気ままな世界です。

　日本と違って、世間の目を気にすることなく、自分の欲望をストレートに表現しても誰も何とも思わない国ですから、アルコールが入るにしたがって、どうやら私の入ることのできない世界にみんなが入っていくようでした。

　気がつくと、若くてきれいな女性には何人もが近づいていましたが、多くのご婦人は、誰彼ダンスの相手か会話の相手を探していました。北欧の人々は、世界の人種の中でも手足が長く、最も背の高い人種の一つです。女性といっても、中年期以後は体重も増して、日本人の平均的な体格の私から見ると、白熊の檻の中に入ったような錯覚を覚えるのでした。ダンスをしても、平均的なご婦人の胸がちょうど私の顔のあたりですから、強く抱かれると窒息しそうになるのです。

やれやれ、足の短いアジア人がどんなふうに見られているのか興味はありましたが、夜も更けぬうち早々に退散するのが常でした。

ノーベル賞

毎年十二月、ストックホルムはノーベル賞の季節です。

ノーベル賞の受賞者は十月に発表され、アルフレッド・ノーベルの命日である十二月十日に、ストックホルムのコンサートホールで平和賞を除く授賞式が行われます。その後、ストックホルム市庁舎で晩餐会が開かれます。ノーベル賞の受賞者はスウェーデン国王の来賓としてスウェーデンに招かれるのです。

選考は、「物理学賞」、「化学賞」、「経済学賞」の三部門についてはスウェーデン王立科学アカデミーが、「生理学・医学賞」はカロリンスカ研究所が、「平和賞」はノルウェー・ノーベル委員会が、「文学賞」はガムラスタンの中にあるスウェーデン・アカデミーがそれぞれ行っています。

実はノーベル賞受賞者は国による偏りが大きく、政治的な力や民族的、宗教的なこと、人種が授賞に関与していることは間違いありません。ノーベル賞受賞者が最も多いアメリカで三百人超、イギリスも百人超です。日本人の受賞者は二十七人（二〇一八年現在。元日本国籍の南部陽一郎氏と中村修二氏、日本生まれのカズオ・イシグロ氏を含む）であり、それでも欧米以外では最も受賞者が多い国なのです。ちなみに韓国と中国の受賞者は二〇一一年までは一名ずつです。

日本人の受賞者の特徴として、経済学賞の受賞者がいないこと、生理学・医学賞の受賞者が利根川進先生、山中伸弥教授、大村　智先生、大隅良典先生、本庶　佑先生の五名、いずれも基礎研究で受賞されており、医師は山中先生と本庶先生しかいないことです。臨床において、世界初の治療法を開発した日本人医師は数多くいます。しかし臨床系の生理学・医学賞受賞者は皆無で、米国と比較し明らかに差別されているようにも思えます。

私が留学していたカロリンスカ王立研究所の移植外科のGroth（グロット）教授は、いつもノーベル賞の話をしていました。スウェーデンでは、日本の大学のようにどの大学にも教授がいるわけではありません。大学医局のトップであってもエーベル・レーカレという役職で、日本語で言うとスーパー指導医といったものでしょうか。

移植外科はスウェーデンの大学には複数ありますが、professor（教授）という身分は国の認定

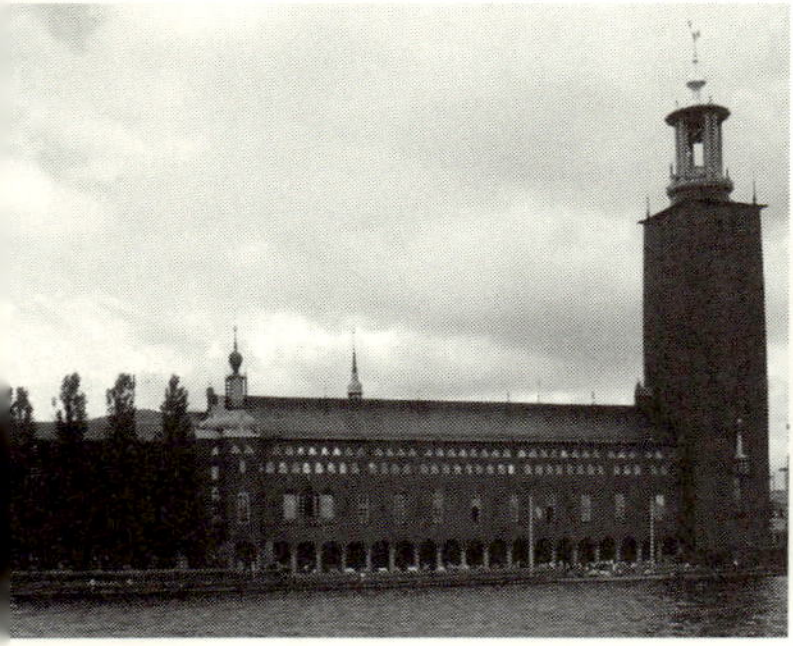

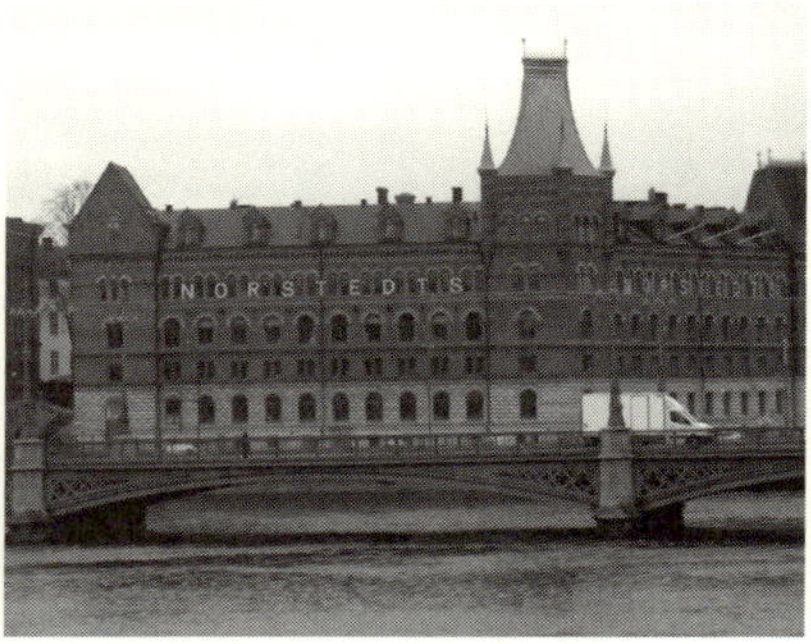

ストックホルム市庁舎（左）と国会議事堂（右）。ストックホルム市庁舎の塔の最上部には写真のように鐘がついています。日本人には信じられないかもしれませんが，市庁舎では結婚式を執り行っており，市の職員が安い手数料で市庁舎の最上部で結婚式を挙げてくれます。たまたま，留学先で知り合った日本人のカップルが市庁舎で結婚式を挙げました。結婚に必要な書類の提出まで市の職員が面倒を見てくれたそうですが，結婚式そのものは観客はおらず，誓いと宣誓，指輪の交換で本人たち曰く「ものの５分で終わった」とのことでしたが，真否のほどは不明です。

であり、移植外科の教授はスウェーデンでたった一人しかいないのです。彼の年間の研究費は日本円で約五億円でした。スウェーデンの大学教授はとても人数が少なく、それだけでノーベル賞を受賞できる可能性がかなり高いのです。そのため、彼はライフワークである異種移植の研究を熱心に行っていました。

写真は、ノーベル賞の晩餐会が行われるストックホルム市庁舎です。ここでは、レストランでノーベル賞晩餐会の料理が実際に味わえます。コスタボダやオレフォス（スウェーデンを代表するガラス製品のメーカー、両者ともにスウェーデン王室御用達）のガラス食器も実際に使用されているものが使われています。

メニューにはいつの晩餐会で出された料理かが記載してあり、希望の年のディナーが食べられるのです。メニューは、スウェーデンの食材を使った料理で、ウサギやシカの肉がメインディッシュになっていました。ワインとビールを飲んでも日本円にして一万円弱の値段ですので、ストックホルムに旅行されることがあればおすすめします。

地図

ストックホルムの古い街の一つにガムラスタン（Gamla stan）があります。ここは十三世紀に始まる、ストックホルム発祥の地なのです。小さい島の丘の中に砦が築かれ、城壁に囲まれた中で人々が住み始めました。

十五世紀に城壁が取り除かれましたが、宮殿や古い教会があります。十四世紀頃の名残を残した地下の穴蔵を改造したレストランや、十六ー十八世紀のファザードを持つホテルや商店街が並んでいます。そのすべての建物は、中世の歴史を感じさせるものばかりで、たぶん二百年前も全く同じ雰囲気の街であったことを想像させてくれるのです。

そういった古い町並みを歩いていると、時に、古いアンティークの家具や絵画を並べている店に出くわします。その数は、日本の骨董屋とはくらべものにならないほど多いのです。

　そして、そんな店には何故か必ず、古式ゆかしい十七－十八世紀のスカンジナビア半島の地図が置かれています。十七世紀といえば、スウェーデンは「バルト海の帝王」と呼ばれ、現在の北欧のほとんどすべてを自国の領土としていた時代でした。そして、アンティークの店に置かれている地図はどれも、スカンジナビア半島がスウェーデンの領土になっているものでした。

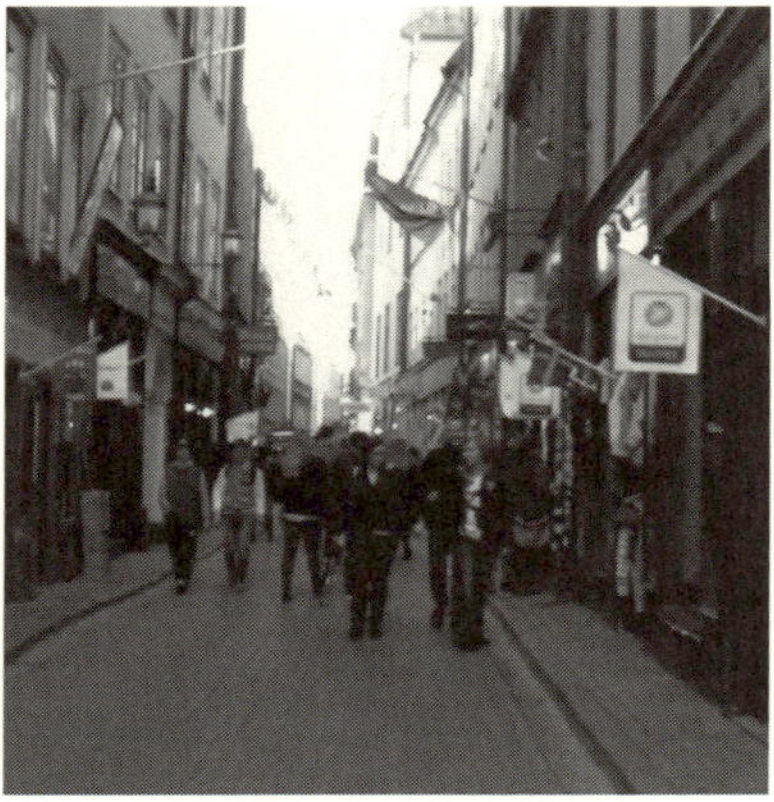

ガムラスタンの中通り

　スウェーデン人は地図が好きなのかな、と思っていましたが、スウェーデン人の家を訪問しても、そんな地図が壁にかかっている家は一つもありません。けれど、ひょんなことをきっかけに、その謎がとけたのです。

　スウェーデン人は、自国の華やかなりし頃の古式ゆかしい地図を、寝室のベッドの上に飾る習慣があるのでした。

　実は、これはヨーロッパ人の多くが持っている習慣らしく、「ヨーロッパは、国境が目まぐるしく変わった戦争の歴史を持っているから、自分の国が強大だった頃の地図をかざる習慣は、どの国にもあるさ」と、あるヨーロッパ人が教えてくれました。「でもこの習慣は、スウェーデンでは、とっても強く、かなりの家で寝室に地図が飾ってあるよ」とも教えてくれたのです。

私は、とっても不思議に思い、手当たり次第スウェーデン人に、寝室のベッドの上に古い地図を飾っているか聞いてみました。やはりこれはかなり強い習慣のようで、自分の家を持っている人の多くは飾っているようでした。

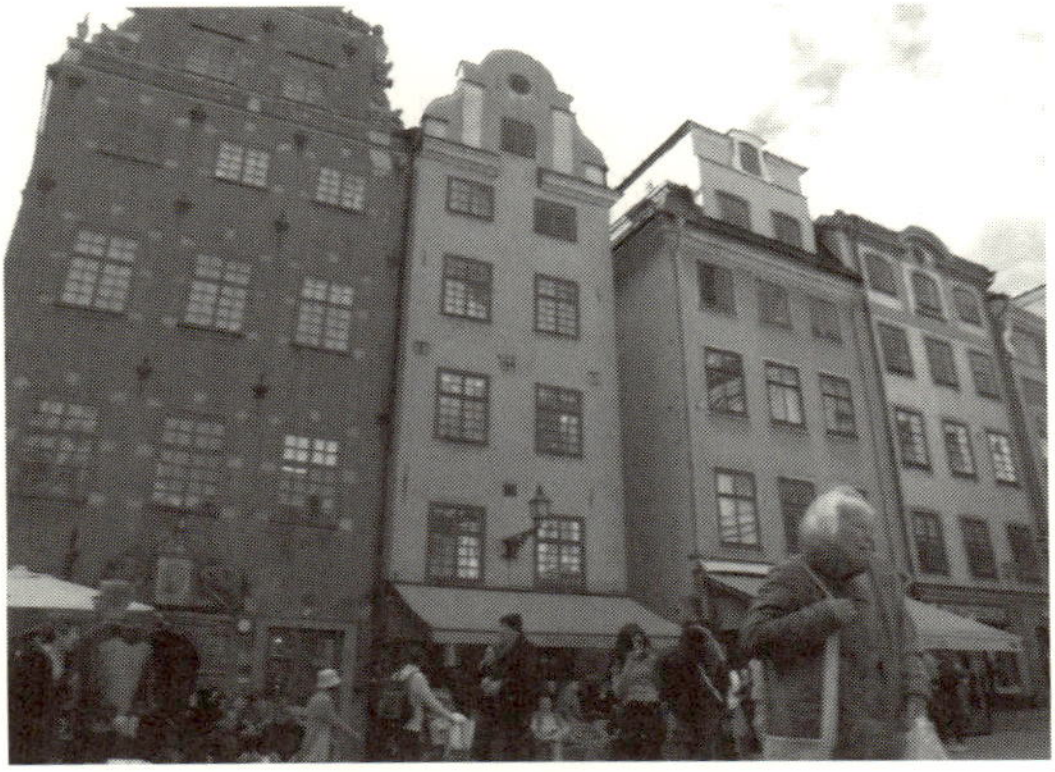

ガムラスタンの中広場。スウェーデンの絵葉集にほぼある中世のアパート群。中世の窓枠の形がそのまま残っています

スウェーデン人のみならず、ヨーロッパ人は平均して中世以後の歴史に詳しく、とくに戦争の歴史となると、正確な年代まで記憶しているのでした。そしてその昔、どの国がどこの領土を占領していたのか、何の戦いで、いつどこにどの領土を奪われたのか、まるで本一冊を暗記しているかのように話すのです。

ヨーロッパの歴史は、戦争の歴史そのものです。スウェーデンは、十七世紀には北欧第一の国となり、バルト海の対岸にまで領土を広げていました。しかしその後、ロシアとの二度の戦いに破れ、欧州本土や、今のフィンランドの領土を割譲されたのでした。

日本で、旧満州を植民地化していた頃や、朝鮮半島を併合していた頃の歴史を正確に記憶している人は、若い人では少ないでしょうし、そんな頃の日本の自慢話をする政治家がいたら、マスコミから袋叩きにあうでしょう。

しかし、ヨーロッパの人々は、ヒトラーによるユダヤ人の大量虐殺といった特殊例を除いて、領土や勢力の拡張を目的とした戦争に勝っても負けても、後々まで歴史を引きずり侵略した国に謝るようなことはないようです。

第一次、第二次世界大戦でいずれもスウェーデンは中立を守りました。その際、ロシアに攻め込まれているフィンランドに援軍を送るべく、イギリス、フランスの両国がスウェーデン領土の通過を要請した際、それを断りました。また、ノルウェーがドイツに攻め込まれた際には、ドイツ軍の領土の通過を容認したばかりか、裏でドイツ軍に援助をしたと言うヨーロッパ人もいます。

私は、これらが真実かどうかの歴史的知識を持ち合わせてはいません。けれど、ヨーロッパ人は、戦争の歴史となるとやたら詳しく、大変身近な問題として認識しているように思われました。

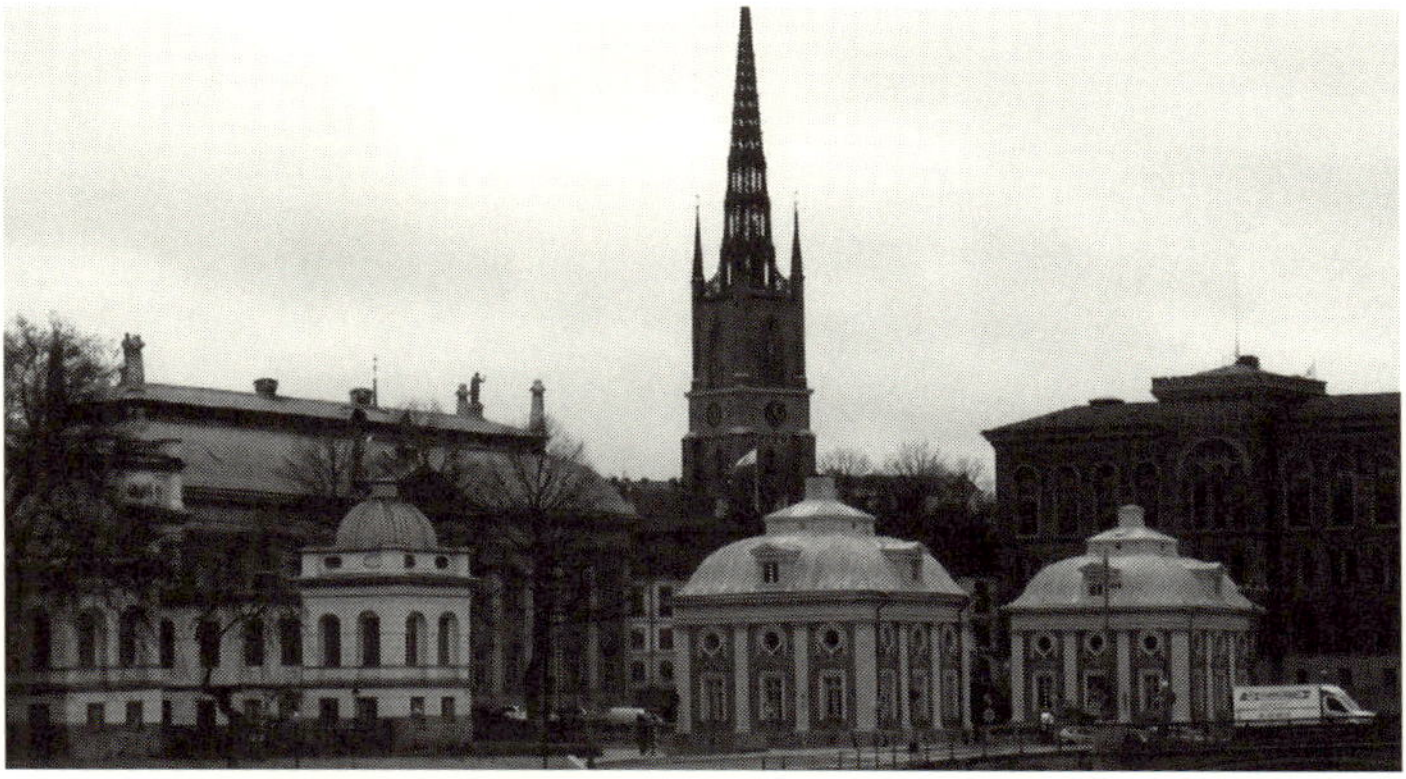

対岸から見たガムラスタン（旧市街）の風景。中世に建築された教会や王宮などがそのまま残っています。

日本の国を誉めるスウェーデン人はたくさんいました。不思議なことに、日露戦争で日本がロシアのバルチック艦隊を破り、日露戦争に勝利したことを讃えるスウェーデン人に、私はスウェーデン滞在中何度も出会ったのです。

スウェーデンは、ロシアとの戦いで苦労した困難な歴史を持っています。小さな国日本が、強大な国ロシアに勝ったことを尊敬すると同時に、日本人がそのロシアに対する勝利を誇りに思っていると誤解しているように見受けられました。それは、ヨーロッパ人たちは、自分の国が世界で最もすばらしい国であることを堅く信じており、そういった過去の栄光を、名誉あるものとして誇りにしているからでした。しかし、今の日本人は、そんな過去の勝利を日本国民として誇りに思い、他の国の人々の前で自慢することはないでしょう。

その当時の私にとっては、数多くの日本車がスウェーデンの道路を走り、スウェーデンの病院のCTやMRI、内視鏡といった重要な医療機器が、メード・イン・ジャパンであることの方が、嬉しく思えたのです。エコノミック・アニマルという単語も頭の中をよぎり、スウェーデン人が呆れるかもしれないと思い、こんな話はしませんでしたが、どんな反応を示すか聞いてみてもよかったと、少し残念に思うのです。

停電と地下鉄に見るスウェーデンの危機管理

スウェーデンの病院で働き始めて二週間ほど経過した時のこと、病院の電気が一斉に落ちたのです。一瞬室内が真っ暗になり、その後、非常灯が点きました。コンピュータも一斉に電源が落ちました。今と違ってノートパソコンなるものは普及しておらず、ほとんどがデスクトップ型ですから、電源が落ちると同時にパソコンが停止し、作業中のデータはことごとく破損したのです。

停電は数分で復旧しましたが、同僚のヨハンソン医師は頭を抱えていました。その日に作業したコンピュータでの作業が保存されておらず、やり直しになったのです。

信じられないかもしれませんが、スウェーデンでは、戦争に備えて一カ月に一度、短時間ではありますが、発電所の電源を落とすのです。

目的が目的ですから、公的機関や医療機関も例外ではありません。当然ではありますが、手術室や生命にかかわる医療機器は特別電源で保護されていました。

停電を定期的に行うなら、病院が気を利かして停電の予告なり確認なり、周知させればよいと思うのですが、目的が戦争に備えて突然の停電に耐えることというものなので、やむを得ない規則なのかもしれません。一瞬、停電になっても、故障したり、再立ち上げに手間がかかったりすることなく、停電が解除されると同時にすぐに復活するよう、電気製品その他が作られているのです。


ストックホルムに旅行されたら、ぜひ地下鉄をご利用下さい。ストックホルムの地下鉄は一つ一つの駅に特徴があり、それぞれ異なる芸術家が装飾を担当し作られているのです。

写真は壁画の一つですが、地下構内全体を使った巨大壁画のものや、ステンドグラス風のものなどがあり、スウェーデンの観光案内によれば、「世界一長い美術館」「世界最大の地下美術館」と称されているのです。

もう一つ、ストックホルムの地下鉄は駅構内が大変（異様に）広く作られています。そして、日本の地下鉄と比較して地下深くにあり、エスカレーターが日本のそれと比較して異様に長い

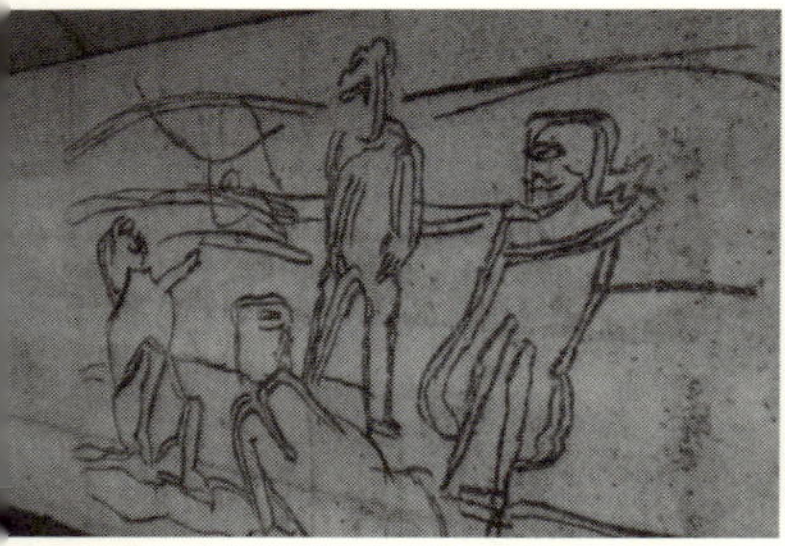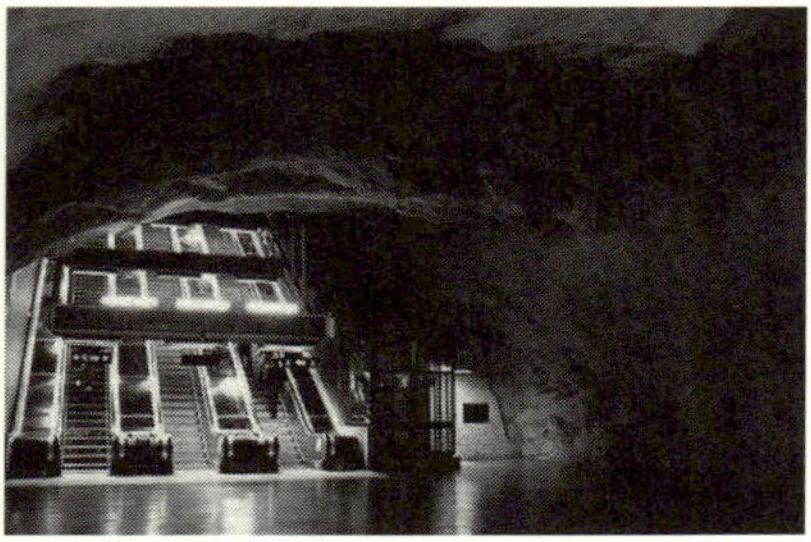

左：スウェーデンの地下鉄構内の壁画。美術家が直接描いたものですが，駅それぞれに作家が異なり，まるで美術館のようになっていました。
右：岩盤をくり抜いて造られた地下鉄構内。長いエスカレーターを下った地下深くにあり，写真のようにとても広く，何千何万の人が収容できる大きさでした。

のです。

地下鉄の駅は、写真のように岩盤をそのまま掘り抜いて建設された駅が多いのが特徴です。広い洞窟のように、岩盤がそのまま壁として写真のように露出し、人工的な造形になっていないのです。

最初は、建築費の節約のため、秋芳洞のような洞窟を利用し地下鉄の駅を造ったのかと思いました。写真のように地下鉄の構内が違和感を覚えるほど広く、全く無駄な空間に思えたのです。

最初は気づきませんでしたが、同僚のスウェーデン人が、広い地下鉄駅の入り口の上に三角の印があることを教えてくれました。印は地下核シェルターの印でした。地下鉄の駅の多くは、地下核シェルターになっているのです。冷戦時代にソビエトの核攻撃に備えて造られたとのことでした。

そう言えば、チェルノブイリの原発事故を真っ先に感知したのが、スウェーデンの機関だったことを思い出しました。極めて微量な放射性物質を検知し、世界に異状を知らせ、その結果、チェルノブイリで引き起こされた悲惨な原発事故が世界に知れ渡ったのです。

ヨーロッパは、日本の人々が考えているよりかなり地理的に狭い区域なのです。シリアの内戦により、地中海を渡ってトルコやギリシャ、イタリアに難民が押し寄せたように、中東やアフリカで争乱が起きると、ヨーロッパに難民がすぐに押し寄せるのです。

ヨーロッパの歴史はロシア（ソビエト）と西ヨーロッパの対立関係抜きには語れません。NATO（北大西洋条約機構）に属する西ヨーロッパの国々は、多かれ少なかれロシアやソビエトの侵略に対し外交や軍事力によって戦ってきた歴史を持っています。

「平和ボケ」という言葉が適切かどうかは不明ですが、中東の戦争やイスラム国によるテロ、ロシアのクリミア併合などの問題は、日本から遠く離れた関係のない話と日本人は思っています。

日本人は今の平和に慣れてしまい、緊張感がなくなりました。そのため、スウェーデンの停電や地下鉄で見られたような危機管理がほとんどと言っていいほど見られないのです。

近隣諸国の言動を考えれば、いつまでも米国の庇護に頼るのではなく、自国の力で、日本人の生命と財産を守るという考えが必要なのかもしれません。私は、スウェーデンで他国の侵略に備える欧州人たちの覚悟と周到な準備を見たのです。

スウェーデンの付加価値税が人生に及ぼす影響

脳死下臓器移植を学ぶために留学したスウェーデンでは、日本で言う消費税すなわち付加価値税が二五％と世界で最も高い国です。

高福祉・高負担の社会で、「ゆりかごから墓場まで」といわれる社会保障制度は、日本ではある意味ユートピアのように捉えられ、誤解されている部分もあります。間接税も高いのですが、直接税も大変高いのです。

多くの日本人は、高齢化社会に伴って、国民の経済的負担が増加することに納得はしていないまでも、ある程度の理解は進んでいると思います。ですから消費税増税やむなしという意見も決して少数派ではないように思います。しかし、消費税増税の影響は経済的なものだけにとどまらないのです。

私はスウェーデンに留学し、そこで生活したことによってある事実を発見したのです。それは、税金や社会福祉制度が思いのほか、一見関係ないと思われる結婚や就職、子供や両親との関係、夫婦のあり方といった人生に大きな影響を与えていたのでした。

今までの日本の場合、経済単位は家庭単位で考えられていました。専業主婦という言葉が示す通り、家庭の中でお金を稼ぐ人、家庭を守って子供や親の面倒を見る人の役割分担がはっきりしていたのです。

一方で、スウェーデンでは税金があまりに高いため、結婚して家庭に入り専業主婦として生きることは、不可能です。夫婦は共働きでないと生活できない仕組みになっています。すなわち、夫婦であっても経済単位が独立し、自分の食い扶持は自分で稼がねばなりません。

スウェーデンでは、配偶者が高学歴・高収入であることは、自分の生活の質の向上になんら寄与しません。だから結婚や恋愛というものが経済力や家というものに全く縛られずに考えられています。

極端なものでない限り、職業や収入が直接、結婚に影響を与えることはありません。

税金は高いけれども、子供の面倒は国が見る、親の面倒（介護など）は国が見る。日本のように子供の教育費を親が負担することや親の介護の面倒を見ることはありません。

経済単位が家庭内でも個人個人が独立しているがために結婚や離婚にお金が絡まないのです。一緒に暮らしたいから一緒に暮らすのです。スウェーデンではサンボーとよばれる、いわゆる同棲している内縁関係のカップルが実に多いのです。そのため、シングルマザーが異様に多く、恋愛道徳において一見誤解を生じさせているのかも知れません。

税金は高いけれども、子供の面倒は国が見る。親の老後の面倒も国家が見てくれる。そうすると、個人を縛っているものが全くなくなります。スウェーデン人には「子は鎹《かすがい》」という諺は理解できません。シングルマザーの貧困は日本特有の問題であり、スウェーデンには同じ問題は存在しないのです。

逆に言えば、同居が嫌になれば簡単にシングルマザーという選択ができ、それによって生活が苦しくなることは無いのです。


経済単位が独立していることの例として面白い事例を挙げます。

病棟の同僚と日本で言う居酒屋のようなところに食事に行ったことがありました。ウエイターやウエイトレスが注文をとりに来ると、みんな自由気ままに食べ物や飲み物を注文します。その注文した品物が運ばれて来ると、それを注文した人が一人ひとりその場でウエイターやウエイトレスに料金を支払うのです。日本で言う「割り勘」という概念がありません。

最初はちょっと戸惑いましたが、慣れると便利です。

勘定の時になるといつも寝ている同僚やトイレから出てこない上司はいないのです。宴会の途中で抜けても勘定を気にする必要もなく、誰かと意気投合すればそのまま抜けても何も問題がありません。
その人が持ち合わせているお金の範囲で、その人が食べたいもの・飲みたいものだけを食べたいだけ・飲みたいだけ注文する。誰に気兼ねするわけではなく、誰に頼るわけでもなく。自由気ままな世界です。本当の自由というのはこのような世界なのかもしれません。

日本では高齢化社会に伴って、年金の減額や支給の繰り下げ、消費税増税が行われています。国民の経済的負担が増加していますが、子供の養育費や教育費、親の医療費や介護費用を国が賄う予定などありません
結果、日本では何らかの制限を加えないと十分な生活ができなくなりつつあるのです。経済的理由で結婚を遅らせたり、諦めたり、「一児豪華主義」といった言葉で代表されるように子供の数を制限したり、親の介護のために家族の生活を犠牲にしなければならない社会がやって来つつあるのです。
今後は、夫婦は共働きでないと裕福な生活はできない社会になりつつあります。
政府は少子化に危機感を募らせ、いろんな制度改革を試みていますが、昨今の養育費や教育費の上昇をかんがみれば、子沢山が生活に直結する恐れを多くの人が感じているのだと思います。少子化の解消は容易ならざる問題と思います。

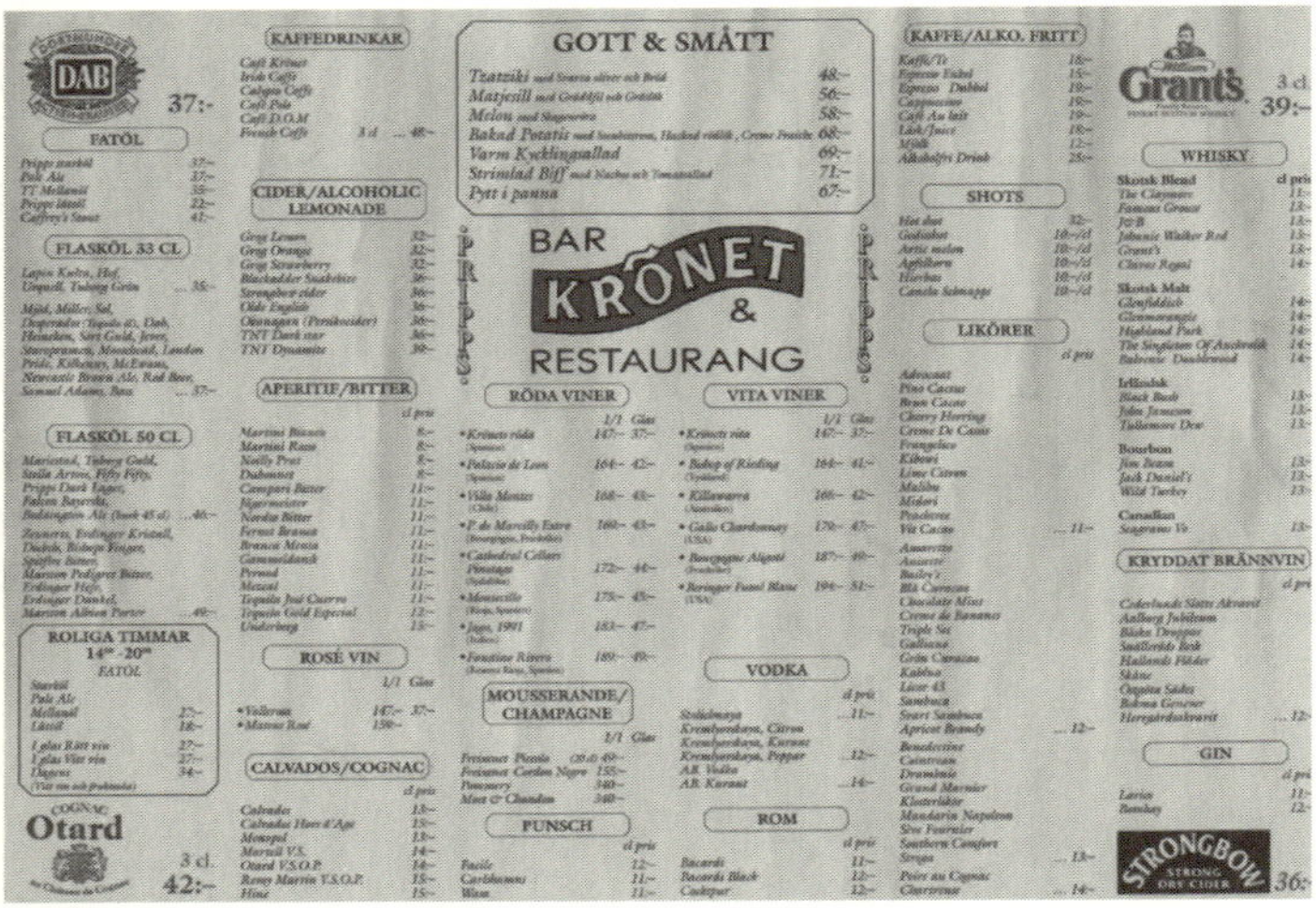

看護師とよく行ったバー兼レストラン（日本で言う居酒屋のような店）の1996年当時のメニュー表。メニューの大半はドリンクで，食事は真ん中上部に記載の７品目しかありません。食事が1000円前後，ドリンクが500円前後，ワインのボトルが2000−3000円です。

日本社会の問題は、社会の高齢化があまりに急速に進んだために、税金や社会負担が増加し、親の世代と同じことをしていても、社会福祉や老人医療、子供の養育費がかさんで、親と同じ生活が送れないのです。

そんな問題の解決策を政治家たちはそれなりに考えてきたのでしょう、消費税を値上げし、医療制度を改革し、老人医療費を値上げし、年金の支給を先送りにしてきました。

そんな小手先の目くらましもいよいよ通じなくなり、いろんな問題点が浮上してきました。解決策を求められた政府は、いろんな制度改革を打ちだしています。

人口減少や社会の高齢化のみならず、世代の変化による若者たちの感覚の違いも鮮明化してきました。今のままでは、年金制度や国民皆保険制度、社会のセーフティネットとして存在する生活保護制度などが破綻の危機に瀕しています。

将来の日本が消費税を三〇%にして、子供の面倒も高齢者の介護も国がすべてみるシステムにするのか、社会のセーフティネットが維持できなくなり高齢者や社会的弱者を切り捨てていくのか、予想はつきません。年金制度や社会福祉制度改革の行く末を考えると、可能な限り自分の健康を維持し、働き続けて行くしか生き残るすべはないのかもしれません。

ドロットニングホルム宮殿

ヨーロッパの宮殿と言えばフランスのベルサイユ宮殿が有名ですが、フランス革命の時に内部の家具、調度品は破壊略奪され、全くその当時のものは残っていません。ヨーロッパの宮殿で最もすばらしいのはウィーンのシェーンブルン宮殿で、家具や調度品もかなり残っています。

ドロットニングホルム宮殿（写真）は、スウェーデン・ストックホルム郊外のローベン島にある王室の離宮です。一九九一年には、ユネスコの世界遺産に登録されました。現在、王家の住

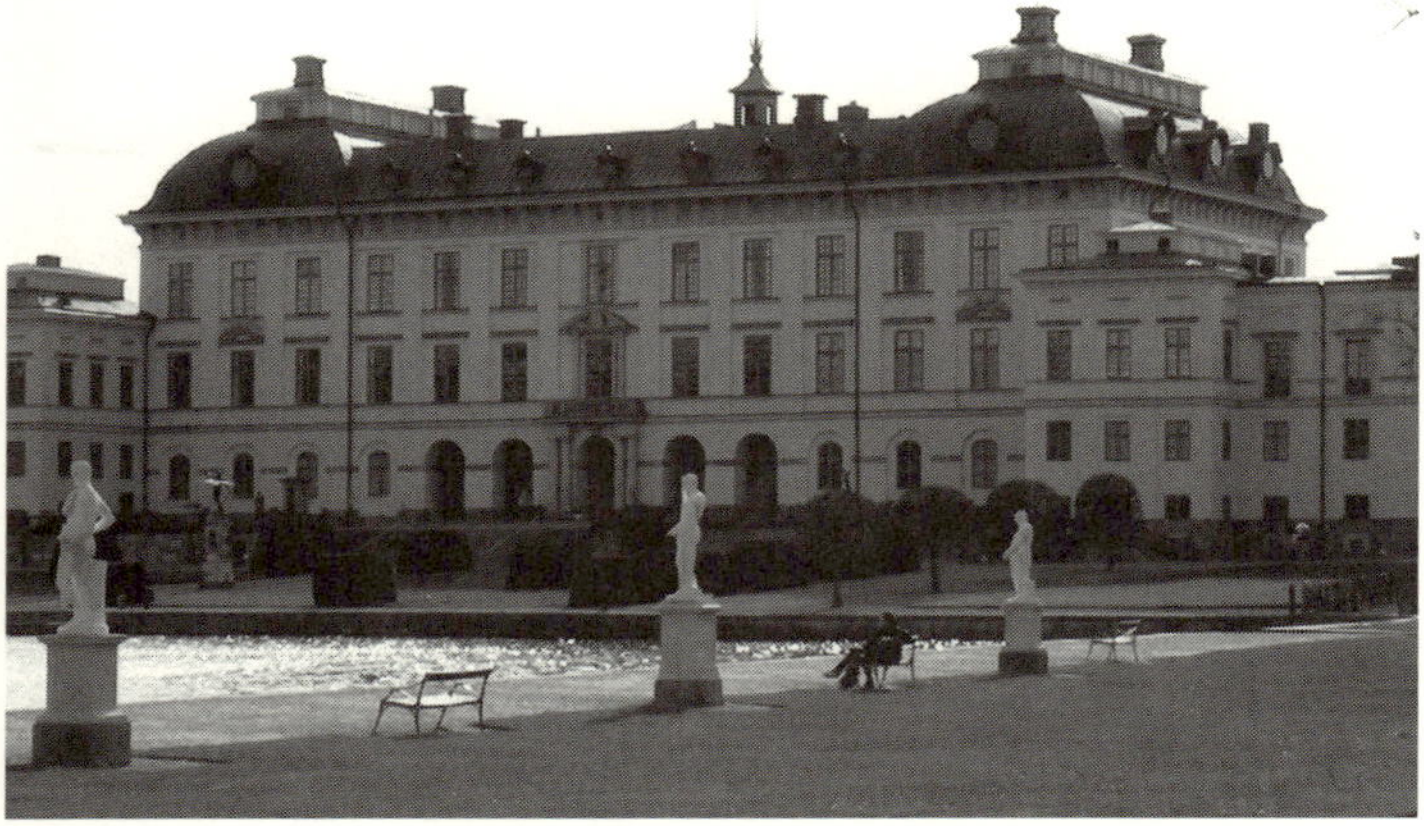

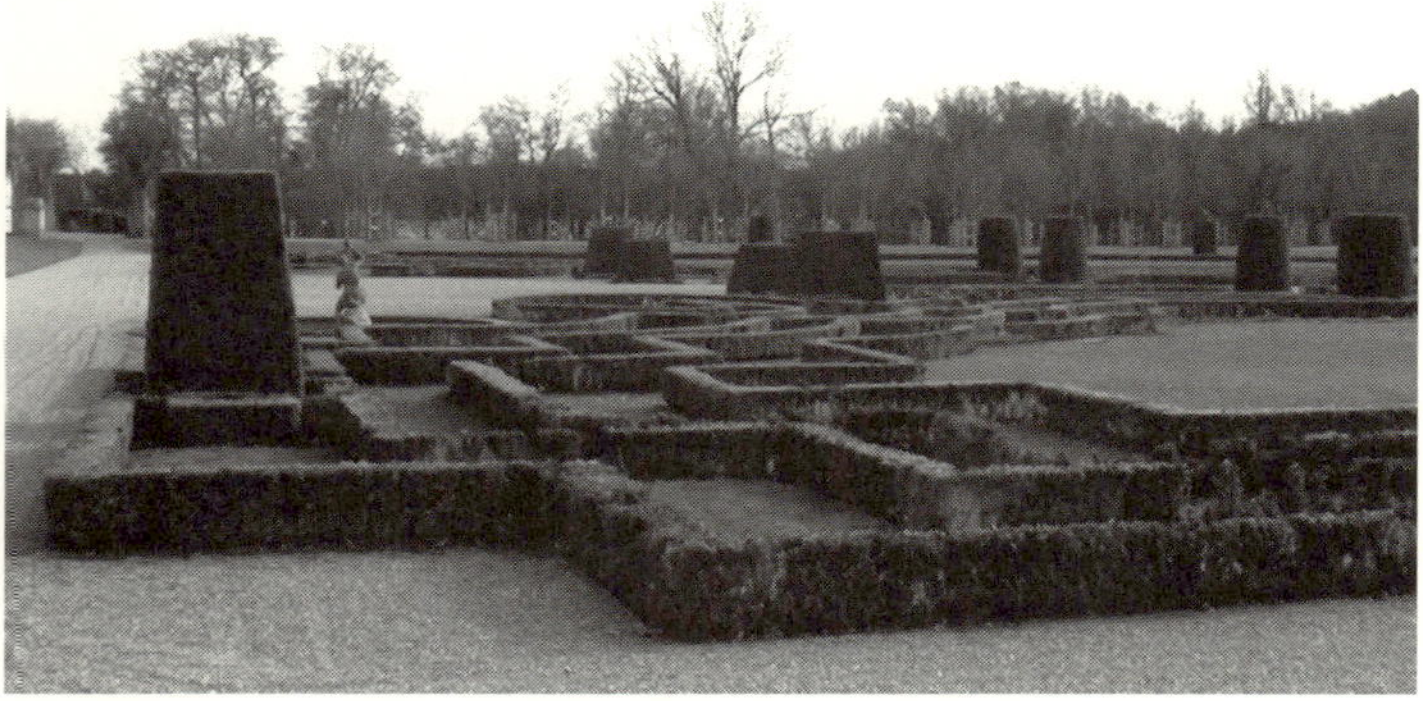

上：ドロットニングホルム宮殿。1981年より現国王が居住されている王宮です。２階と３階の一部が一般見学者に開放されています。
下：城の裏側にバロック様式の英国式庭園と，その奥に宮廷劇場があります。それらを合わせて，ユネスコの世界遺産に登録されています。

居を除いて一般に公開されており、観光地としても有名です。ベルサイユやシェーンブルン宮殿と比較すれば小さいのですが、家具や調度品は建設された当時のものがそのまま残っており、実際に王家の住居として使用されている宮殿が公開されているのは世界中でここだけだと思います。

ドロットニングホルム宮殿前の広場の入り口の横に公衆トイレがあるのですが、ここにある男性用の小便用便器は、通常日本で設置してあるそれよりかなり高い位置に取り付けてありました。信じられないことに、日本人男性のほぼ平均と思われる私のでは高さが届かないのです。思い出したくもないのですが、スウェーデン留学中に日本人としての誇りを傷つけられたエピソードの一つです。

私がお手洗いに困ってどうしたか。私が届かなかった男性用トイレの隣に、これまたムッとするほど低い位置に子供用のそれが設置されていたのでした。

フィンエアーとスカンジナビア航空

ヨーロッパに旅行をされることを考えておられるなら、北欧の航空会社がお勧めです。確かに機内サービスは十分ではないかもしれませんが、定時運行が正確で、オーバー・ブッキングはありません、空港での荷物トラブルや、乗り換えのトラブルがないのが北欧の航空会社です。

フィンエアーというフィンランドの航空会社がありますが、ロシア上空を横切ることができる数少ない航空会社です。そのため、成田を午前中に出ても現地時間の午後早い時間にヘルシンキ国際空港に到着します。この空港での入国審査や乗り換えは、ヒースロー空港やシャルル・ド・ゴール空港に比較して数段容易で分かりやすい仕組みになっています。フランクフルトやアムステルダムといったハブ空港と比較してもかなり親切です。

乗り換え便のタイム・スケジュールが便利に作られており、ヨーロッパのどの都市に行くにしても早く到着できます。機内でのサービスがすこぶる良いとは言えませんが、慣れたビジネスマンや旅行会社のツアーで人気の高い航空会社です。ついでに言えば、世界中の国際線を持っている航空会社で死亡事故を一件も起こしていない、数少ない航空会社の一つです。

ヨーロッパに旅行をされれば分かりますが、シャルル・ド・ゴール空港での乗り換えは分かりにくく、入国審査に異様に時間がかかります。その煩雑さのみならず、乗換え便がキャンセルになるトラブル、ヒースロー空港で荷物の中身が抜き取られていた、届かない、英国航空会社のオーバー・ブッキング等々の話はよく聞きます。

北欧の航空会社は従業員の労働環境を大切にしますから、顧客からクレームがつくような経営は絶対にとらないのです。

子供を社会の宝物として大切に扱うのも北欧の特色です。

留学当時、娘は小学一年生でした。スウェーデンのスカンジナビア航空で旅行した時のこと、まず搭乗は子供連れ優先でした。

離陸後、飛行が安定したところで乗客の小さい子供たちを前方に集めて、機長さんが順番に抱っこして操縦席に座らせ、飛んでいる飛行機の操縦桿を握らせてくれたのです。同時多発テロ前のこととはいえ、キャビン・アテンダントたちが楽しそうに子供たちを集めて思い出作りをしてくれたのです。娘は今では成人していますが、よっぽど印象が強かったようで、時々信じられない思い出としていまだに時々語っています。

スウェーデンのアルコール事情

一九八〇年代からの、アルコール中毒に悩まされてきたスウェーデンでは、アルコール飲料はSystembolagetと呼ばれる国営の専門店でしか購入できません。

アルコール飲料が社会の損壊につながらないよう国が販売相手を完全に管理しています。平日の決められた時間に、身分証明書がないと販売してもらえないシステムなのです。そして酒税はアルコール自体に税金がかかります。すなわち、アルコール濃度が高いと税金が高いのです。日本のようにビールと発泡酒で税率が異なるようなシステムではありません。

ビールは同じ銘柄のビールで、アルコール度数が一－一二％まで段階的にそろっていました。二・五％のビールはメランエルと言われ、一％程度のラットエルとともに通常のスーパーで購入できるのです。

日本のビールは五－六％のアルコールを含有しており、スウェーデンではスタルク（強い）エル（ビール）と呼ばれるカテゴーリーに入っていました。日本の場合、ビールの税率が高いのが特徴です。そのため、税率の安い発泡酒や第三のビールの開発の契機となりました。

スウェーデンでは、アルコールのみに税金がかかるため、ビールと発泡酒の値段は変わらないと思います。アルコール度数の高いウオッカの単価は日本のそれよりかなり高いのです。日本のビールも販売されていましたが、発泡酒も第三のビールもスウェーデンでは販売されていませんでした。

アルコール濃度一二％のビールはさすがに飲んだことはありませんでしたが、どんな味がするのでしょうか？　一度くらい試してみたらよかったなと思うのですが、アルコールに税金がかかるシステムのためか、ビールとは到底思えない高額のアルコール飲料だったのです。

もう一つ、ワインの値段が全く異なり、日本と比較し、かなり安価です。日本では、ヨーロッパからのワインの場合には高い送料が加算されているためでしょうが、関税も輸入障壁になっているのかもしれません。

イケアとスウェーデン文化

イケアというスウェーデン家具の店があります。家具で有名ですが、食器をはじめとする台所用品、電気製品や日用雑貨、食料品まで販売しています。日本で言うナフコやダイキのような店ですが、店の規模は比較にならないほど大きいのです。

もともとスウェーデンの地場産業としての雑貨屋から始まり、家具販売に特化し大きくなりました。もし、イケアに行ったことがなければ、話のタネに一度行ってみてください。

スウェーデンという国は、老若男女すべての人を大切にし、誰でもが公平に暮らせることを目指し、自然を愛し、子供を大切にする文化を持っています。

イケアの基本的な経営コンセプトがスウェーデンの文化そのものなのです。イケアに行けば、日本にいながらスウェーデンの文化に直接触れることができると思います。

スウェーデンのイケアと日本のイケアはとてもよく似ており、特徴的な構造をしています。スウェーデンでも日本でも、イケアの中には、レストランとビストロと呼ばれる軽食喫茶のようなところが必ず設置されています。イケアにいる多くの日本人が知っているかどうかは分かりませんが、メニューと値段は本場スウェーデンのイケアと非常によく似ているのです。

イケアではスウェーデンの食文化にも触れることができます。レストランのメニューの中にスウェーデンプレートがあります。サラダにスモークサーモンとチーズ、そしてミートボールがセットになっています。スモークサーモンはともかくとして、ミートボールが一般的なスウェーデン料理とは日本人は知らないでしょう。

スウェーデンでは、ミートボールは、リンゴンベリー・ジャムを添えて供されます。よくよく見ると、イケアのスウェーデンプレートのミートボールにも、日本人が気づくかどうか分からない程度のわずかなベリー・ジャムがつけてあります。たくさんつけると、ミートボールにジャムをつけることがない日本人は間違えたと怒り出す可能性があるので、量を減らしたのでしょう。

また、メニューの中に、百円で売っているホットドッグがあります。このホットドッグはストックホルムの道端やイケアで販売されているホットドッグ（スウェーデン語でコルブと呼ばれる）と形や大きさ、味もほとんど同じものです。

イケアでは七－八SKr（スウェーデンクローネ、一クローネが十七円程度）、道端では一〇－一五SKrで販売されていました。スウェーデンのイケアと同じく、タマネギやピクルスを細かく刻んだレリッシュが置いてあり、自由にたっぷりと自分でホットドッグに乗せることができます。ケチャップをかけるものもレバー式のスウェーデン製のものが置いてあり、スウェーデン人が案外自慢する美味しいコーヒーもスウェーデンのそれとよく似た味なのです。

スウェーデンのイケアではカップのソフトクリームが五SKrでしたが、日本のイケアでは小さめのソフトクリームが五十円で販売されていました。家具店も面白かったのですが、食事も楽しく、あまりの懐かしさにホットドッグを大量に購入してしまいました。

そして特筆すべきは、スモーランド（Småland）の存在です。日本式に言えば、託児システムですが、子供を大切にする国らしく、子供たちが思いっきり楽しく遊べるように作られていきます。

このスモーランドはイケアのみならず、北欧では長距離の特急列車の中にも子供の遊び場としてのスモーランドがあり、列車の中に数多くのボールや滑り台、柔らかい素材のブランコのような乗り物が設置された車両があるのです。

列車では管理人はおらず、親が管理するシステムですが、イケアのそれは親に買い物を楽しんでもらうために託児システムとなっているのでした。

日本のイケアに行けば分かりますが、子供たちに愛されるように設計されています。そして、子供たちがその時間と空間を十分楽しめるように作られています。しかし、残念なことに、新宮のイケアは盛況でスモーランドへも並ばないと入れないのでした。

イケアのロゴに使われている青と黄色は、スウェーデンの国旗の色です。その色の組み合わせはスウェーデンカラーと呼ばれており、スウェーデン人にとって特別な思いが込められた色の組み合わせなのです。


スウェーデンではその気候から良質で硬い木材が採取できません。そのため、イケアでは柔らかい木材を小さいチップにし、特殊な樹脂で板状に固めた合板を作成しています。これはベニヤのように薄い木材を貼り合わせたものとは違い、軽くて固くて丈夫なのです。この板に白を中心とした原色系の色を塗り、家具の材料として使用します。

この板は樹脂で固めるため厚さや形が自由に作れます。それを利用し、イケアの家具はそのほとんどが自分で組み立てるキット製になっているのが特徴です。また、イケアの家具は北欧家具独特の丈夫さとデザイン性を持っています。

イケアの家具は組み立て式になっており、要領よくコンパクトに、厚さ二〇センチメートル程度の段ボールケースに収まっています。これがフラットパックと呼ばれるものです。

全面ガラスの飾りケースを買ったことがありますが、ガラスと鉄枠とプラスチックと少しの金属で組み立てるようになっており、効率よくコンパクトにキットがまとめてありました。

また、組み立ての説明書が秀逸で、部品の番号と個数に数字と品番が記載されているものの、組み立て方はすべて絵で表示されており、文字がないのです。世界の多くの国で同じ商品が販売されているので、説明書も世界共通のものを使用しているのでしょう。そのため説明に文字がないのだと思います。

移動や方向の変換に、人間二人が必要な場面、商品の持ち方、組み立てる時に起きやすい間違いなども絵で丁寧に説明してあります。プラモデルの好きな大人なら、イケア家具の組み立てはとても楽しい作業になると思います。

イケアには店内に順路があり、入口から出口まで一応一方通行になっています。来訪者は、モデルルームで各商品が実際に部屋に置かれた様子を見ることができ、その商品に書かれた商品番号を紙にメモした後、モデルルームを出ると別棟にある倉庫を通ってレジに向かうようになっています。商品番号を頼りに、航空機が入ろうかという広い倉庫から、目的の商品が入ったフラットパックを探し出し、自分でレジに向かうのです。

フラットパックは合理的に計算して作られた優れものですが、残念ながら、日本人の一般的な感覚としては思ったより大きくて重いのです。実際にイケアで購入してみるとその違和感がよく分かります。

巨大な倉庫から番号を頼りに捜すのですが、効率よく番号が振られており、簡単に捜し出すことができます。そこで見つけたフラットパックをいざ、大きいカートに載せようとして、思ったより大きくて重いことに気づくのです。イケアの倉庫で眺めていると、カートに簡単には乗らない大きさと重さのパックを前に立ち往生している老夫婦や家族連れを見かけます。

このフラットパックの多くは、一人で公共交通機関を使って持ち帰るのには無理があります。女性であれば一人で自動車まで運ぶのも大変です。日本の一般的な普通乗用車にも載せにくい大きさです。

ボルボのツーリングワゴンはこのあたりがよくできており、ノルディックスキーの板がすんなり入るように設計されています。イケアのフラットパックもボルボのツーリングワゴンを意識してサイズが決められているような気がしますが、どうなのでしょうか?

イケアでは、顧客が自らフラットパックを持ち帰り、設置し、組み立てることを前提として販売し、価格を設定しています。イケアの商品は同程度の日本の店と比較し、とても安価でデザインが良い印象があります。しかし、日本の家具屋と異なり、イケアでは商品を自分でレジまで運ばねばなりません。そして、家具の商品代金には組み立てや配送の料金が含まれていないのです。

海外で生活すると日本がとても便利に作られていることに気づきます。実験で薬品一つを手に入れるにも、注文から配送、宅配システムが整っている国と不安定な国では、便利さが違うのです。

ＤＩＹという言葉をご存じでしょうか？　ＤＩＹはDo it yourselfの略ですが、海外特に欧米ではＤＩＹは当たり前ですが、日本では馴染みがないか浸透度の薄い言葉です。日本の文化とは相容れないところがあるのかもしれません。

病院でも欧米ではＤＩＹはさほど違和感がありませんが、日本でＤＩＹが当たり前という態度で診療したら、評判をかなり落とすに違いありません。

実は、イケアは日本に一九七四年に千葉県船橋市と兵庫県神戸市灘区に出店したものの、一九八六年に日本から一度撤退しています。日本に再進出するにあたり、ＤＩＹの浸透度の低い日本で商売するために、引き取りまで含め、付帯作業の充実した配送・設置・組み立てのサービスを用意しました。しかしながら、未だ配送能力が十分ではないのか、新宮からの下関への配達に一週間も待たされました。

また、イケアの配送料金は、日本人が一般的に商品を購入した時に支払うそれよりもかなり高いのです。たとえばヤマト運輸のヤマト便は、家具の配送もしてくれます。実際に家具の配送料金はコンパクトにまとめて包装してあるものに限って言えば、ヤマト運輸の方がかなり安いのです。

また、組み立てサービスは五千円＋商品価格の二〇％となっており、壁、床、天井などへの固定についても別途もしくは含まれないことを考えると、かなり高額な価格設定と思われました。

イケアは、利用客が店舗の商品をセルフサービスで購入し持ち帰る「キャッシュ＆キャリー型」で成功をおさめました。しかし、ネット販売を望む声は多く、非公式の通販サイトができるほどの需要があったのです。

イケアをインターネットで検索すると、公式と名乗るイケアインターネットショップが多数存在し、イケアの商品がインターネット販売されています（いました）。しかしながら、実はイケアはネット販売（通販）自体行っておらず、店頭販売のみだったのです。配送サービスも店頭で購入した商品のみが対象となるため、インターネットショップは実は「購入代行業者」なのです。

昨年まで、イケアの公式ウェブサイトに「イケアと類似のブランド表示による通信販売サイトはイケアとは無関係です」と表記されていました。

さすがにネット販売の要望の声の多さに押されてか、二〇一九年四月からオンラインショップを開設しました。それと同時に配送システムを見直ししたようです。

スウェーデンの企業と言って思い出すものはどの企業でしょうか？　サーブ（SAAB）という自動車会社はもともと航空機のエンジンメーカーで、サーブの自動車製造部門でした。サーブドラッケンという三角の翼をした戦闘機で有名な会社で、現在も多くの軍用機を作成しています。

サーブという自動車会社は、二〇〇〇年よりＧＭの子会社になりましたが経営が改善せず、その後中国企業が買収に乗り出しました。しかし、技術流出を恐れた米国の思惑で結局会社が消失してしまいました。

ボルボは北欧のフォルムといったキャッチコピーで車を売っています。デザインは洗練されカッコよくなりましたので、日本でのユーザーも増えています。ボルボといえば箱型のツーリングワゴンではノルディックスキーが座席の下にそのまま入るつくりになっていました。今のボルボのデザインはボルボらしくありません。実は、ボルボも世界的な自動車会社再編の動きの中、フォードの傘下に入り現在は中国資本の傘下にあるのです。

私が留学当時、ヨーロッパ中の携帯電話の最大のシェアを誇っていたのがエリクソンという通信機器メーカーでしたが、アメリカのモトローラにそのシェアを侵食され、携帯端末は隣国のフィンランドのノキアにシェアを奪われ、現在では携帯電話の地上固定設備を世界的に展開している会社になりました。

レンズで有名なハッセルブラッド、ヴィーケンズという帽子、日本のユニクロのようなH&Mは銀座や原宿に出店し、現在では博多にも店舗を持っているのでご存じの方が多いでしょう。残念ながら高い税金のためか、スウェーデン国内の販売に重点をおかず、世界中に進出した後に本社や持株会社を海外に移転する企業が多く、イケアも現在、本社はオランダにあります。

フラットパックが大きく重いことで思い出したエピソードがあります。

私が留学を終え、日本へ帰朝する時に、スウェーデンの引越し業者に日本への書籍や荷物の輸送を委託しました。その時、スウェーデンの引越し業者が持ってきた段ボール箱は日本の引越し用のそれよりはるかに大きいものでした。

医学用の書籍や雑誌はかさばる上にとても重いのです。その書籍や書類を中心にスウェーデンの段ボール箱に詰めてゆくと、気持ちよく荷物の整理はできたのですが、段ボール箱一つ一つがとても重いものになり、私一人では到底移動できない程度の重さになったのです。とりあえず荷物を詰めて、しっかりと封をし、荷造りを終了しました。

スウェーデンの引越し業者はこの重い箱をどのようにして運ぶのか、と思いました。すると朝、荷物を取りに来た手足が長い屈強そうな引越し業者は、たった一人で段ボール二個にベルトをかけ、二個を一度に軽々と運び出したのでした。

花火と冬の風物詩

花火といえば日本の夏の風物詩です。打ち上げ花火は日本の夏の夜を彩る芸術であり、週末になるとあちこちで打ち上げ花火大会が開かれます。夏の夜空、蚊に刺されるのが玉に瑕《きず》ですが、これを見ないことには夏が始まらず、夏を体感した気にならないのです。

毎年、八月十三日に関門海峡花火大会が開かれますが、打ち上げられる花火は一万三〇〇〇発、日本で二番目の計一一〇万人の人出の大会なのです。

もう一方で、線香花火に代表される少人数で楽しめる花火も日本人は大好きです。贈答用に作られた、一箱一万円もする線香花火のセットが日本にあると言われたらびっくりするかもしれません。が、本当にあるのです。

筒井時正玩具花火製造所（http://www.tsutsuitokimasa.jp）が製作しています。お祝い用の五百円程度のものもありますので、入手はそれほど困難ではありません。ワラスボの先に火薬が練り込んであるのが関西風のスボ手牡丹、紙で火薬を包んで作られたのが関東風の長手牡丹です。関西風のものに比較し、燃焼時間が長く、きれいに輝きます。関西風のスボ手牡丹は火をつけた後、火を上方に向けないと火薬の一部が重みで落ちてしまい、美しく大きく光らせることができません。

スウェーデンにも「トイザらス」がありましたが、日本の線香花火の類の少人数で楽しむ花火はどこにも売っていませんでした。そもそもスウェーデンでは、花火は夏の風物詩ではなく冬の風物詩なのです。クリスマスや新年を祝う行事として、王宮のそばで打ち上げ花火大会が催されることが多いのです。

一月一日の午前零時を開始とした新年を祝う打ち上げ花火大会を観に行きました。マイナス十度の極寒の中、多くの人がアルコール飲料を片手に地面やベンチに座り花火を眺めていました。

なぜ、夏に花火を楽しまないのでしょうか？　答えは簡単で、緯度が高いため、夏には花火に適した暗さにならないのです。スウェーデンでは六月下旬から七月が最も暖かいのですが、この頃は午前零時頃でも薄暮程度で、玩具用の花火もきれいに観ることができません。冬の極寒の中、子供と玩具用の線香花火を楽しむことは物理的に困難なのです。

スウェーデンに留学中、手に入らないけれども、懐かしく欲しい物がいくつかありました。素麺（「カップヌードル」はふんだんにあります）、山椒、「かっぱえびせん」（「とんがりコーン」やポテトチップスはあるのです）、海苔、雲丹、日本酒、梅干（味噌や醤油は手に入ります）などです。

ヨーロッパに住む人へのお土産を考えるなら、そんなものが良いかもしれません。

Wenner-Gren Center

スウェーデン留学中、私の一家はWenner-Gren Center（ヴェナー＝グレン・センター）に住んでいました。この建物は、ストックホルムを訪問や留学する科学者が逗留するための専用の宿泊施設です。スウェーデンのノーベル賞受賞者ヒューゴ・テオレルが建設の呼びかけをし、掃除機産業で財を成した実業家のアクセル・ヴェナー＝グレンが建設費用の資金を寄付したことから名付けられたのです。

Wenner-Gren Centerは、ヘリコン、パイロン、テトラゴンという名称の三つの建物から構成されています。我々の居住区は、タワーを取り囲むような半環状の低層部分のヘリコンで、一五三の居住区と短期滞在者用の十一のゲストルームから成っています。

私の留学当時、様々な国から研究者が逗留しており、ヨーロッパ全域の他、イスラエル、コスタリカ、スーダン、ニュージーランド、ニカラグアや旧ソビエト連邦諸国、ホンジュラス、ベトナム、インド、バングラデシュなど世界中のあらゆる国の研究者たちが集まっていました。アパートに入る時には四桁の暗証番号が必要で、定期的に変更されていました。治安と室内の温度管理、密封性は完璧で、アパート内で虫一匹見ることはありませんでした。

家具も食器も備えられており、すぐに生活ができるようになっていました。私のところは3LDKで八四平方メートルの広さでした。オール電化で、電気代、給湯、冷暖房、共同使用の洗濯機や乾燥機も含めて、管理料込みで家賃が一万六〇〇SKr（スウェーデンクローネ、一SKrが当時十七円程度）でした、しかし、私が海外研究者の滞在とのことで財団からのグラント助成が五二〇〇SKrあり、実際の家賃は五四〇〇SKr（九万二〇〇〇円程度）でした。

居住する研究者とその家族は、定期的にパーティーや催し物を開催し、スウェーデンの文化に触れるとともに、他国の文化にも触れることができます。食事やデザートを持ち寄って定期的に行われるパーティーでは、見たことのない食べ物や料理に触れ、それを作った人と会話を交わし、それらの文化的背景を聞くのはとても良い経験になりました。

お酒を持ち寄って行われる大人だけのパーティーでは、ちょっと文章にできないことを含めて、そこでしか聞けないいろいろな話が聞けました。

欧米人や外人は比較的フランクに思っていることや欲求を口にします。ある意味、はっきりした本音の物言いは、日本人から見ると時にはキツイ物言いに聞こえますが、それはそれで慣れると気を使わなくてよいのです。

カソリックの世界では神がいて、人間はみな平等なものという基本的意識があり、日本人のように常に人を上とか下とかいうものの見方をしないのです。それがために、対等との意識が強く、モノの批判に遠慮がありません。日本人は遠慮して言葉を飲み込みますが、そういった欧米文化と対照的なものは簡単には理解してもらえないのです。

Wenner-Gren Centerに居住する研究者は日本人家族が最も多く、一五三家族中二十五家族が日本人でした。日本人の団結力はたいしたもので、家族間の連絡体制と情報の伝達経路の充実度は他国の人々にはないもので、どんな行事でも常に日本人が深く関わっていました。

リネン室があり洗濯機や乾燥機も予約制なのですが、予約を取るための手続き開始時間が朝早い時間なのです。日本人が組織的に当番を決めて、いつも全員の予約を押さえてしまうため、他国の人々は最も便利な時間に予約が取れないのでした。

スウェーデン人の日本観光

スウェーデンでは有給休暇が年間十週間程あります。有給休暇はきちんと消化しないと法に触れます。本人は罰せられませんが、上司と会社が罰せられるのです。

ヨーロッパは、日本の緯度よりかなり北寄りにあります。過去に行われた冬季オリンピックで最も赤道に近い都市は長野でした。イタリアと日本の緯度がほぼ同じなのです。ですから北欧は日本の緯度よりかなり北側に存在し、スウェーデン北部は白夜となる北極圏なのです。スウェーデンは年間の日照時間が日本より短く、ビタミンDがどうしても不足するのです。そのため、有給休暇とは別に「太陽休暇」というのも認められていました。

スウェーデン人にとってのリゾート地といえば、太陽光線が燦々と降り注ぐ南にある海岸沿いが人気でした。ヨーロッパでいえば、スペインのカナリア諸島、エーゲ海の島々です。アフリカのモロッコやチェニジア（近年、外国人観光客を狙ったテロが多発）も人気の観光地です。アジアでは、タイのプーケット、マレーシアのペナンやボルネオ、ベトナム、インドネシアのバリが主なところでした。

臓器提供の仕事でいろいろな病院に行きましたが、手術が山場を越えて、閉創になると、よく看護師と日本の話題になったのです。大体共通して聞くのが、一度行ってみたいが、なにせ旅費が高くて行けない、という言葉でした。

日本の美しい自然や歌舞伎、相撲、柔道といった文化はよく知られており、繊細で高機能の電化製品や、故障せず優雅な機能とスタイルを兼ね備えた自動車は高級品のイメージでした。フジヤマやゲイシャガールのことも多くのスウェーデン人はよく知っていました。

日本に旅行したことがあるのは、仕事で海外に行ける人に限られ、一つのステータスのようで、スウェーデン人医師からは日本で歌舞伎と能楽を観た話とか、富士山への登山をした話をよく聞いたものです。

　スウェーデンから日本に観光旅行する人が少ないためか、スウェーデン語で書かれた日本の観光案内書は書店では見当たりませんでした。英語で書かれたものはいくつかあり、その冒頭に常に書かれているのが、日本は「キャッシュ・カントリー（現金の国）」で、日本に到着したらまず、十万円分の現金を両替すること、と書かれていました。

　今ではコンビニが発達し、どこでもクレジットカードが使えます。しかし、当時は老舗の蕎麦屋やラーメン店、大衆店でクレジットカードが使えないことがこんこんと書かれていました。

　余談ですが、スウェーデン医師によると、日本に旅行に行くと観光地として京都に行くことを勧める日本人が多いとのことでした。観光案内書でも多くのページが京都に割かれているようでした。日本人にとって「日本の文化」は、お寺や神社、仏像などが大事ですが、スウェーデン人には日本独特の旅館という宿や、浴衣、下駄、和服や歌舞伎、日本的な家具や木製品に強い興味があるようでした。

　案外人気のなかったのが京都で、神社・仏閣巡りに連れて行かれたが、「あまり楽しいものではなかった」と言うスウェーデン医師に何人も出会ったのです。

　日本を旅行した欧米人がびっくりするのがその自然の美しさで、案外知られていない印象があります。

山口大学の講師時代、私が留学時に師事した移植外科のグロット教授を宇部にお招きしたことがあります。

アジアというのは多くのヨーロッパ人にとってあまり良い印象がないようで、特に衛生状態についての心配があるようでした。グロット教授は、アジアでまともなのはシンガポールと東京だけだ、と常日頃言っておられたので、日本の田舎についての印象は良くなかったかも知れません。

しかし、東京から約一〇〇〇キロ離れた田舎に、ジェット機の就航する立派な山口宇部空港があり、街が清潔で治安が良いこと、ホテルやレストランの快適なことに感心されていました。観光にお連れしたのですが、どうやら日本人の観光の定番にうんざりされているようで、いきなり、「今日は寺と神社を廻るのか?」と尋ねられたのです。私はスウェーデン人たちが自然を愛しているのを知っていましたので、秋吉台と秋芳洞にお連れすることにしました。

グロット教授夫妻は秋芳洞にとても感動されました。洞窟内の自然の鍾乳石でできた百枚皿や傘づくし、黄金柱などは「見たことがない」と言われました。幸運なことに、数日前に豪雨があり、洞窟内部の川の水量がかなり増加し、激流となっていました。地下に水量の豊富な川が流れているのにも驚かれていました。

帰り際に、過去のどの観光より秋芳洞に感動したと言われ、この洞窟がラスコーとは比べ物にならないほど自然にあふれ素晴らしいもので、世界的に有名でないことを不思議がっておられました。スウェーデンに帰国したら多くの人にこの洞窟の話をするつもりだ、とも付け加えられたのです。

最後に、当時の小郡駅、今の新山口駅にお送りし、新幹線のグリーン席で京都までお送りしましたが、地方都市まで快適な高速鉄道が整備されていることに驚いておられ、とても楽しい経験だったことを感激しておられました。

余談ですが、ノルウェーの首都オスロとストックホルムの距離は直線で四二〇キロしかありません。新幹線であれば二時間少々の距離だと思われますが、スウェーデンの鉄道ではオスロからストックホルムまで最も速い列車で五時間四十八分の時間がかかるのです。

【閑話3】練習せずに試合に勝てるテニスラケット

天皇陛下と皇后陛下の出会いがテニスだった頃にテニスブームが始まりました。スポーツとしてのテニスは一世を風靡《ふうび》した時代もあったのです。

一般の方が参加されるテニス大会も、県や市が主催するもの、メーカーの冠大会、乳がんの治療キャンペーンを目的とした大会など様々なものがあります。こうしたテニス大会の参加者が近年、減少傾向にあるようです。携帯やスマートフォンの影響かアウトドアスポーツを楽しむ人が減っているのかもしれません。

二十年前から毎年通っている、島根県瑞穂町のミズホハイランドスキー場近くの民宿のご主人が、スキー場の年間入場者数は近年ピーク時の半分に減少したと嘆いていました。そういえば、昔あったスキーと登山の専門ショップはあまり見かけなくなったような気がします。スキーだけではなく、テニス用品の売上もピーク時の半分程度まで落ちているようです。

テニスのラケットはボリイ（一九七〇年代後半に活躍したスウェーデン人テニスプレイヤー、全仏六勝、全英五連覇）の時代からすると凄まじい進化を遂げました。ウッドと呼ばれた四〇〇グラム以上はあるフェースの小さい木のラケットの時代から、次第にラケットは大きく、厚く、軽くなり（現在では二二〇—三五〇グラムまでのものが主流）、フレームの安定性が進化し、ラケットの真ん中に当たらなくてもまっすぐ速くボールが飛ぶようになったのです。

ラケットメーカーが新しいラケットを作る時のコンセプトは「練習しなくても試合に勝てるラケット」です。そんなラケットが本当に開発され、力のない小学生や女性でも凄まじいスピードのボールが打てるようになったのです。

私は学生時代、全九州女子で優勝したプレーヤーと一緒に練習していた時代がありましたが、当時はそれほどの実力差を感じなかったのです。四十歳を過ぎてテニスを再開した時にびっくりしたのは、ラケットが全く違うものになっていたことと、女子とジュニアのレベルがとてつもなく高くなっていたことです。ボールのスピードは腕力より体の使い方や打つタイミングとスイングで作り出しているため、小学生や華奢な女性にも男子顔負けのボールスピードが出せるようになりました。

初心者同士が「練習しなくても試合に勝てるラケット」をお互いが持って打ち合うと、スピードが早すぎてラリーになりません。片方が打つとエースをとるかミスをするか、もう片方が打つとやはりエースをとるかミスをするかということになり、ラリーが続かないのです。

テニスというスポーツは相手と打ち合うスポーツなのですが、ラケットの進化によりラリーの面白さが減少しました。最も顕著なのがジュニアの世界で、ジュニアは大人と同じコートを使用しますが、大人より背が低く足も遅いのが普通です。そんなジュニアが大人顔負けのスピードでボールを打ち合うと全くラリーが続きません。技術よりも身長差や体格のハンディが大きく、大味なゲームになるのです。

ラケットメーカーの人と話す機会がありますが、最近は試合に多く出場するいわゆる競技テニスをする人々と、趣味として限られた範囲でレクリエーションとしてのテニスを楽しむ人々とのテニスが乖離したとのことです。

そういえば、一般のテニスの試合に出ると、エースをとるかミスをするか、相手にお構いなくラッケットを振り回し、テニス本来の組立や作戦、セオリーを無視し、テニスがボールを打ち合うことで相手とコミュニケーションをはかるスポーツだと最初から思っていない人が増えているように感じます。だから、テニス大会の参加者が近年減少傾向にあるのかもしれません。

ウィンブルドンでも、プロ同士でさえラリー回数が毎年減少し続け、試合時間が短縮され、特にリターン側がラケットを振り回してブレイクを狙う、面白くもおかしくもない試合が増えたのです。二〇一一年のウィンブルドンでツォンガがフェデラーを破った試合や、クビトバがシャラポアを破った試合なんかがそんなパターンの試合だったと思います。ジョン・イスナーのようにまともにラリーしようとする気のない選手すらいます。

ラケットメーカーもそのあたりはよく分かっていて、飛ばないボールを開発しました。公式の試合球としては、ボールの性質を変えることで得をする選手と損をする選手がいるために採用されてはいませんが、実際に製品化され販売されているのです。

そんなボールを開発するぐらいなら、ラケットを二十年前のものに戻せば簡単でいいじゃない？と考えるのですが、一度開発したラケットの元を取らなければならないメーカーも大変だなと思います。

Ⅳ

日本で臓器移植が進まない本当の理由

移植にまつわる風景

私は留学中、スウェーデンのフディィンゲ病院移植外科に勤務していました。ある日、回診に歩いていると四十代後半と思われる女性が入院していました。人懐っこい性格のようで、何かと話しかけてきたのです。

この女性は慢性腎不全で生体腎移植を受ける予定で入院していたのです。誰から腎臓をもらうのか尋ねたところ、ご主人からとのことでした。どの国であっても、生体腎移植を受けられる人は幸せで、家族から大切にされ愛されている人が多いと思います。

話には続きがあって、今回が二度目の腎移植ということが分かりました。前に移植した腎臓は誰にもらったの？と尋ねたところ、前の旦那さんにもらった、との答えが返ってきました。人懐っこい愛されそうな女性でしたが、僕は心の中で「この女なかなかやるのう」とつぶやいたのです。

腎移植の社会的背景やドナーになることへの社会的影響、仕事や収入、税金、離婚や結婚についての考え方、社会的背景が日本と極端に違うので、同様の事象は日本では滅多にお目にかかることのできるものではありません。しかし彼女が、いずれにせよ過去も現在も、パートナーから愛され大事にされていることは事実なのだと思われました。

日本において長く腎移植、それも生体腎移植に関わってきましたが、腎移植を取り巻く複雑な人間模様を見ることも多いのです。注意しないと、親兄弟であってもドナーとレシピエントのいろいろな感情のもつれや移植したことへの後悔を生じることもあります。

ドナーとレシピエントの関係も微妙に移植に影を落とします。なぜドナーが腎臓を提供することになったのかを個々の症例で見た場合、きれい事だけでは済まされない人間模様にぶつかることも多いのです。

建前だけで生きてきた人の中で「私は提供したいのですが……」と言いながら、理由にならない理由をつけて断る人もいます。

レシピエントの前では「腎臓をあげたいのです」と言いながら、医師の私と二人になると、何とか移植を断ってほしいと泣きついてくる人もいました。

三十歳代の腎不全の患者さんの例ですが、本人が腎不全治療としての腎移植を望まれ、ご両親に説明したところ、両者ともドナー（腎提供者）になることを拒否されました。一年後に患者さんの妻が腎臓の提供を申し出られ、腎移植は成功したのですが、その過程で両親が息子へのその妻からの移植に強く反対されたのです。

その後、父親が腎提供を申し出てきたのですが、患者さん本人が拒否しました。結局、腎移植で入院中、両親は見舞いに来ることも、私に移植後の経過を尋ねて来ることもなかったのです。

私は数多くの腎移植を手がけるうちに、日本のそれがスウェーデンと比較し、複雑で厄介な人間関係を引きずっている例が多いことに気づきました。

日本人はそれがたとえ家族であっても、純粋な気持ちで移植用の臓器を提供しようと思う人が、スウェーデン人と比較して少ないように思えるのです。

私はまだ現役の医師なのでこれらについての詳細な背景を書き記すことはできませんが、こうした臓器提供を取り巻く人間模様と精神的なドナーの葛藤をテーマにいつの日にか詳しく書いてみたいと思っています。

肉親に対する臓器提供すらいろいろな想いが入るのです。知らない他人に対する脳死下臓器提供が日本で増加しないのは、むべなるかなかもしれません。

日本の脳死下臓器移植に立ちはだかる深くて暗い河

私も日本で心臓死のご遺体から腎臓を摘出した経験がありましたが、スウェーデンでの脳死体からの臓器摘出手術において、私は、スウェーデンと日本の間に立ちはだかる深くて暗い河を見てしまったと思います。そしてそのことから、私にはなんとなく、日本で脳死体からの臓器提供が欧米のように広まらない理由がそこにあるような気がしてならないのです。

我々日本人にとって、遺体というのは神聖なものであり、大事に扱うのが当たり前と思っています。またその前で不謹慎な行動をとることも良いこととは思われていません。

スウェーデンで脳死体よりの臓器摘出手術をしながら、日本だったら、誰も何も言わずに静かに進行していくだろうなと考えていました。しかし、スウェーデンではワイワイガヤガヤと、時には看護師さんの趣味でしょうか、ロック系ＢＧＭがかかっていることすらありました。

折しも、私が留学中に積丹半島でのトンネル崩落事故がありました。スウェーデン人の同僚に、トンネルが重さで自己崩壊してしまったこと、ご遺体の回収のためにその上方の巨大な岩石を取り除くためにダイナマイトを用いて爆破していることなどを話すと、

「何故そうまでして、遺体を掘り出すのか?」と、とあるスウェーデン人医師は不思議そうに聞くのです。

「日本では、遺体を回収するのは重要なことで、もし日本で航空機事故があったら、日本の航空会社は何としてでも遺体を回収しようとするだろう。たとえ、何百万ドル支払うことになっても、全員の遺体を探し続けるだろう。それが、事故を起こした者の、責任だ」と言ったところ、彼は理解できない様子でした。

「ヨーロッパだったら、生存者がいないことを確認して、できる範囲で遺体を回収するだろうが、それで終わりだろう」と彼は言ったのです。

事実、私が留学する前年にバルト海で起こった大型フェリーの沈没事故では、未だに多くの遺体が回収されないままなのです。

ここでやっと私は気がつきました。スウェーデン人と日本人とは、死や遺体に対するこだわり方が違うのです。

スウェーデンでは、意識があって会話ができる患者さんの場合にまれに家族が付き添っていることがありましたが、移植外科でお亡くなりになる患者さんの多くは、臓器不全や感染症で会話ができる状態ではなく、そんな場合に家族の付き添いは見たことがありませんでした。患者さんがお亡くなりになる時にも近親者を呼ぶ必要はありません。多分、「親の臨終に立ち会うのは子供の務め」などという日本人的な考え方はしないと思います。スウェーデンでは死亡した後に家族に連絡するだけです。日本だったら、脳死体からの臓器摘出術を待つ家族がいるでしょうが、スウェーデンでは誰もその手術の終わりを待っていないのでした。

脳死体からの臓器摘出手術は、最終的には医者が自らの手で患者の心臓を停止させます。そして、潅流液を血液の代わりに流しながら、素早く体内から臓器を取り出すのです。

本音を書きますが、私はこのフディンゲ病院で脳死体からの臓器摘出を何度も見てきました。そのたびにあまりいい気持がしなかったのも確かなのです。臓器摘出手術が終わると、私が遺体に手を合わせ「南無阿弥陀仏」とつぶやくのを、スウェーデン人たちは毎回不思議な面持ちで見ていました。けれど、何となく私はそうしないと落ち着かなかったのです。彼らが手術前後に十字を切ったり、「アーメン」と呟いたりすることはなかったのです。

私は、日本人として、自分の肉親があのような形で、心臓を止められる行為を快くは思わないような気がします。そして、その手術自体にどこか心に引っ掛かるものがあることも、残念ながら事実でした。

私は学生時代、artificial abortion（人工妊娠中絶手術）を実習として見て、あっさり産婦人科の医師になることを断念しました。私はクリスチャンではありませんが、それでもあの手術を自分の手で行うことにはかなり抵抗がありました。

私はここに来て、梅原猛氏の言う日本人の死生観が分かるような気がしてきました。日本人が脳死体からの臓器移植を嫌がるのは、独特の宗教観に基づくものではなく、死生観による拒否です。即ち、梅原猛氏が言うには、「死とは日本人にとって、脈がなくなり、やがてからだが冷たくなることである。そうして家族が、もう生き返らないと、やっと諦めて、人間の魂をあの世に送って、死を認める」とのことです。

私はヨーロッパで暮らすうちに、日本人とスウェーデン人（欧州人）との、そうした越えがたい文化の違いを体で感じることができました。ただ、そうしたことを理解したうえでなお、日本人は脳死移植を認めるべきだと思います。実際に、移植医療はヨーロッパでは一般的な医療として定着しており、それによって助かった患者さんもたくさんおられるのです。

移植でしか助からない患者さんも日本には存在しており、その多くは、見殺しになっています。中には、幸運にも海外で移植の機会に恵まれた人もいれば、親御さんからの生体肝移植を受けた人もいるでしょう。

そうした患者の生きる権利や、普通の人と同じように生活し実りある人生を送れる権利を尊重するか、日本人としての死生観を大事にするか、それはあくまでも個人の心の中の問題だと思います。

現在ヨーロッパでは、脳死下の臓器摘出に関し、本人や家族の意志をどこまで尊重するかが議論になっています。即ち、本人の提供の意思が明確でない場合、その臓器を摘出するのは是か非かという問題です。

多くの西ヨーロッパでは、あらかじめ臓器提供を拒否する意思表示のない場合には、臓器提供を承諾したとみなす法律を持っています。スウェーデンでも一九九六年よりドナーカードの携帯が義務化され、もし本人が不所持で本人の意思が確認できない場合には臓器の摘出を行うと、法律が改正されました。

日本人は、他人に対する人当たりや態度は良いけれども、利害が絡むと他人に対して冷たいという欠点があります。

優生保護法では、特殊な場合にのみ合法的に人工妊娠中絶をすることが認められています。しかし、現実には野放しの状態で、誰でも簡単にこの手術を受けることができると言っても過言ではありません。

日本への航空路線がアボーション・ラインと呼ばれ、人工妊娠中絶の天国である事実を聞いたスウェーデン人は、一様に目を白黒させるのです。脳死からの臓器移植を認めず、一部の国では殺人とされている人工妊娠中絶が野放しとは、彼らからすればあまりにも変なのです。

日本の場合、人工妊娠中絶は宗教的・社会的・倫理的に論ぜられることはなく、あくまでも個人的な問題として捉えられているように思います。逆に、脳死の問題をヨーロッパではあくまでも個人的な問題として捉えようとしています。

脳死を死として臓器の摘出を認めるかどうかは、その人と家族の考え方によるものです。脳死を法的に認めようと運動している人々の主張は、脳死患者は臓器を提供すべきだと主張しているわけではありません。ここに、脳死になれば臓器を提供してもよいという考えの人と、移植を受けたいという人がいた場合、その二人の間の臓器のやり取りを邪魔しないようにしようというのが、彼らの主な主張なのです。

脳死を死とするか否かの問題は、あくまでも宗教的・社会的問題として日本では議論されています。しかしそこには、この問題とは本質とは異なる、他人に対して冷たい日本人の欠点や医師への不信感といったものが存在しているのかもしれません。

日本で脳死下臓器移植が社会に広く容認されない理由とは

日本では慢性透析患者さんが三十万人を超えました。増加のペースは鈍化しているものの、私が医師になった頃には透析患者さんが十万人を切っている時代だったことを考えると、すさまじい勢いで患者さんが増加しているのです。

現在、日本の人口はゆっくりと減少し始めており、二〇一二年は約二十万人減少しました。しかし、あと十年もすると日本の人口は年間百万人ずつ減少し、その現象は二十年を超えて持続するでしょう。しかし、透析患者さんの減少はまだ先のことなのです。

透析患者さんの増加予測に困り果てた厚生労働省が、移植での腎不全治療を目指したかどうかは不明ですが、一九九七年四月二十四日、「生命倫理研究議員連盟」提出の臓器移植法案が国会の衆議院で可決されました。

しかし、脳死を死とする場合を限定し、参議院で、「本人の臓器提供の意志以外に脳死判定に従う旨の本人の書面での確認」を臓器摘出の条件の付帯条件を付けて成立、同年十月十六日より施行されました。

その後、一定期間を経て見直される予定でしたが、十二年もの年月を経た後、二〇〇九年ねじれ国会の間隙をついて臓器移植法の改正がなされました。改正の内容は、本人の拒否の意思表示がない場合は、遺族の書面による承諾で死体（脳死体を含む）からの臓器提供を行いうること、年齢制限なく十五歳以下でも臓器提供が可能になったことが主な改正点です。

このように、脳死下臓器移植をめぐる社会的な問題は少しずつ整備され、解決に向かっています。しかし、現在まで、世界の国々と比較して、脳死下臓器移植が日本で広く容認され、多くの人に理解と賛同を得て積極的に推進されているとは言い難い状況が続いています。それはどうしてでしょうか？

仏教用語に成仏という言葉があります。仏教では人は死んだらすべて仏に成るのではありません。仏に成るには、ご本人が死を受け入れて、涅槃《ねはん》という境地に達する必要があります。残された人々にとっては、ご遺体を懇《ねんご》ろに葬ることによって、本人の魂が涅槃の境地になり成仏すると考えられているのです。

NHKで『てふてふ荘へようこそ』という、成仏できない幽霊のドラマ番組がありました。思い残したことのある幽霊が成仏できず、生きている住人との間で思いを遂げて、一人ずつ成仏し、消えてゆくという内容でした。まさに、成仏の概念を示したドラマでした。

東日本大震災の際に、警察や自衛隊の方々が「何としてもご遺体を見つけてご家族のもとに返したい」という言葉を何度も言われました。これは、ご遺体が家族のもとへ帰らないと魂がさまよい、成仏できないのではないかという日本人の仏教的懸念を示しており、ご遺体をご家族のもとへ帰し、ご家族がご遺体を懇ろに葬ることによって、お亡くなりになった方が成仏すると考えているからに他ならないからなのです。

日本には昔から、親からもらい受けた体に傷をつけることは良くないという考えがあります。儒教では「身体髪膚《はっぷ》、之を父母に受く。敢えて毀傷《きしょう》せざるは孝《こう》の始めなり」と説かれています。

親からもらい受けた身体に傷をつけるのは親不孝である、と考えられています。

この儒教観のせいか、日本では美容整形や刺青に対する抵抗感があり、一般的には大っぴらにすべきでないという雰囲気があります。ピアス程度ならよいのではないかと思う人もいるような気がしますが、医師や看護師が仕事中にピアスをすることに抵抗感や嫌悪感を覚える人もいるようで、少なくとも私が勤務している済生会下関で勤務中にピアスをしている看護師や医師はいないと思います。病院からの直接の指導はないように感じますが、医療従事者のピアスが歓迎すべきものではないという思いがあるのだと思います。

脳死臨調のメンバーで脳死法案の成立に最も反対したのが、元立命館大学教授でものつくり大学初代総長の梅原猛先生です。『脳死は本当に人の死か』（二〇〇〇年、ＰＨＰ研究所）の著者でもあります。梅原氏は、この著書の中で日本人独特の死生観の問題と、先ほど述べたように家族が死を受け入れるまでのプロセスが日本人にとって必要なことから、哲学者として脳死移植に最後まで反対されました。また、ご遺体を傷つけることへの儒教的抵抗感についても述べられています。

私も臓器移植の仕事に関わって長いですが、日本人の死生観が脳死下移植を受け入れないとか、立花隆氏の『脳死』（一九八八年）の著書の中で示されているような、脳死判定に対する不信感があるために臓器下移植が進まないと思い込んでいました。

けれどそれは本当でしょうか？　私がこの脳死下臓器移植を支えるスウェーデンの文化的背景を書きたかった本当の理由は、脳死下臓器移植が停滞する理由が他に日本にあるような気がしてならないからなのです。

臓器移植法改正の経緯

一般の方々がどこまでご存じかは分かりませんが、日本の透析患者さんの数は世界の中でも傑出して多いのです。

医療にはお金がかかります。この本の中でも書いてきましたが、欧米では「医療は健康と寿命をお金で買うことだ」という考えが根本的にあります。北欧の福祉国家であっても、医療機器や薬品、透析用の透析膜などは多くを輸入に頼っています。

スウェーデンでは、腎不全になって透析が必要になった場合に、地方のコミューンに諮り、維持透析をする資格があるかを審査することになっています。スウェーデンの医師に聞けば、アルコール中毒の糖尿病患者さんなどでは、なかなか認められるのが難しいということでした。

米国には国民皆保険制度はなく、透析医療を受けられない人もいるのです。透析ができなければ、移植をしないと生命維持ができません。移植の方が透析より安価であることにより、経済的な理由で透析を受けることができない人々が積極的に腎移植を選択しているものと思われます。

一九七〇年代に、当時の参議院議長が慢性腎不全で透析に導入されました。そのことをきっかけに、慢性腎不全が身体障害者一級の対象疾患になり、患者さんには障害者年金が支給されるようになりました。一九八〇年代には医療費と年金などを合わせ、透析患者さん一人当たりに年間約八百万円の社会保障費がかかるようになったのです。

高齢化社会の到来と透析患者さんの増加の予想が思ったより急速で、医療費の中で大きな比率を占めるようになってきました。そのことに恐れをなしたのかどうかは不明ですが、臓器移植を推進・増加させるために一九八五年に厚生省「脳死に関する研究班」により脳死判定基準（いわゆる竹内基準）が作成されました。この基準の作成に元山口大学麻酔科教授の武下先生が関わられており、脳死と臓器移植に関する臨時調査委員会（脳死臨調）の脳死に関する全国説明会の一つが、一九九一年、私が大学院生の時代に山口大学医学部の講義室で行われたことを思い出します。

脳死臨調では梅原猛氏の「脳死は死ではない」といった日本的宗教観に基づく主張や、『脳死』という本を書いた立花隆氏の脳死判定に対する反対意見はありましたが、一九九二年一月二十二日に最終答申が出されました。その後、脳死臓器移植法案は審議が先送りされ続け、国会ではついに審議未了、廃案となったのです。

結局、答申から五年後の一九九七年、「生命倫理研究議員連盟」提出の両論併記の臓器移植法案が国会で可決され、十月十六日より施行されました。

当時、移植をすれば救命できる患者さんが毎年、心臓では四百人、肝臓で二千人も亡くなられていました。この法案を通過させる時に反対意見が数多くあり、とりあえず法案を通過させるために様々な制限がついたのです。この時(一九九七年)成立した臓器移植法は、心停止後の提供では、腎臓・眼球が家族の承諾で可、膵臓が本人の書面による意思表示と家族の承諾で可、脳死下の提供では、心・肺・肝・膵・腎・小腸・眼球が本人の書面による意思表示と家族の承諾が必要というもので、十五歳未満の提供はできないことが明記されていました。

また、臓器提供の意思決定の方式は、WHOが推奨していたのは家族の同意で可というものでしたが、この法律が脳死判定と臓器を摘出することについての本人の生前意思の書面による表示、および家族の同意を必須としているため、脳死者からの臓器の提供はきわめて限られたものとなっていたのです。

実は、この法律には附則第二条に三年を目処として法律を見直す旨が明記されており、三年後の改正を待って本格的に脳死下臓器移植が日本で進展する予定でしたが、その後は、不安定な政局の影響もあり、法案の審議入りすらされなかったのです。

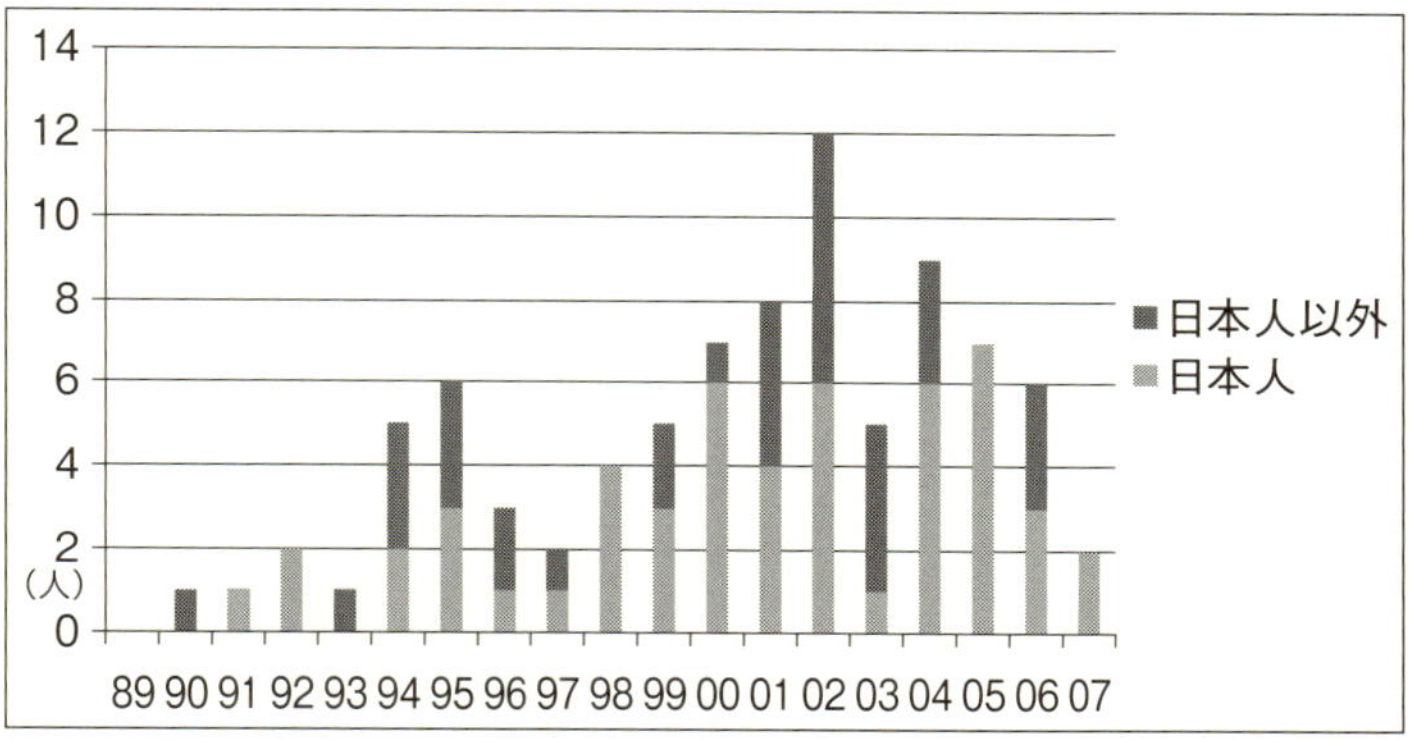

米国における小児渡航心移植の推移

結果、その後十二年が経過した二〇〇九年末までに約八十名の脳死体からの臓器移植が行われましたが、脳死下臓器提供はほとんど増加しなかったのです。

また、十五歳未満の方からの臓器提供が不可能であるために、心臓移植でしか救命し得ない末期重症心不全の小児患者は、本邦での臓器移植は不可能で、渡航移植という手段をとらざるを得ない場合が多く、渡航先での移植待機患者との間の軋轢や摩擦が起こっていました。

上の図は、米国における小児渡航心移植患者数の推移です。

「心臓病の〇〇ちゃんを救う会」といったボランティア団体が寄付を募っているニュースを見られたことがあると思います。心移植を受けるにあたって数十万ドルのデポジットを前払いし、渡航費用や滞在費用、移植費用を合わせて一〇〇万ドル余を支払うことができるのは、主に日本人の患者さんに限られているため、このように渡航小児心移植の大部分を日本人が占めるといったようなことが起こったのです。

日本は小児の脳死体からの臓器提供を認めていないのに、海外に移植臓器を求めて渡航している現状がＷＨＯから名指しで非難を受けました。そして、二〇〇七年五月にＷＨＯは国際移植学会と共同で transplant tourism に反対し自国内で臓器移植が行えるように努力するように日本に勧告を出したのです。

米国でも、小児の脳死体からの移植を制度として認めていない国からの渡航移植を制限しようとする動きが起こりました。これは、明らかに日本をターゲットとした動きでした。また、小児に限らず、中国やフィリピンなどで渡航腎移植や肝移植を受ける患者があとを絶たず、transplantation truism として各国から非難を浴びていたのです。

そのため、危機感を持った学会が、二十四学会および一団体からなる臓器移植関連協議会を作成し、本人の拒否の意思表示がない場合は、遺族の書面による承諾で死体（脳死体を含む）からの臓器提供を行いうる（年齢制限なし）という趣旨の法改正を強く要望したのです。

この改正に際しては、私が日本移植学会の臓器提供推進委員として深く関わり、山口県から選出された国会議員の方々に陳情を行ったのでした。

以下は、私が陳情した国会議員の方々です。所属と選挙区は当時のものです。（敬称略）

高村正彦（自民党、衆議院山口1区）

福田良彦（自民党、衆議院山口２区）
河村建夫（自民党、衆議院山口３区）
安倍晋三（自民党、衆議院山口４区）
平岡秀夫（民主党、衆議院中国比例）
桝屋敬悟（公明党、衆議院中国比例）
岸　信夫（自民党、参議院山口）
林　芳正（自民党、参議院山口）
南野知恵子（自民党、参議院比例）
藤谷光信（民主党、参議院比例）

特に、河村建夫議員は文部科学大臣を務められた後で、官房長官就任前でしたが、宇部全日空ホテル（当時）で、腎移植患者さんとともに二時間程度お話をさせていただきました。日本の臓器移植の現状や問題点、立花隆氏の論点など詳しくお聞きになり、熱心にメモを取られていた姿が今も忘れられません。

また、もともと医療関係のお仕事をされていた桝屋敬悟議員にも下関東京第一ホテルで、熱心にお話をお聞きいただきました。また、林芳正議員には二回程面会させていただき、法案への賛成をお願いしたのです。

国会議員の方々との面談により判明した意見や問題点は以下のようなものでした。

・脳死の判定・定義において、医師からも疑問や反対の意見が出るのは、理解しがたく、一般社会に疑問を多く投げかける。

・小児の脳死判定は正しいのか？

・死の定義や死の判定基準を官僚や国会議員が中心として決めた法律で定めることが本当に良いのか？

・専門家（医師）がきちんとした組織を作って死の定義・死の判定を責任もって行い社会に説明するほうが良いのでは

・所詮素人がいかに勉強しても疑念は発生するし、反対意見もある。一枚岩での賛成は困難

日本では死の定義や判定基準を官僚や国会議員が中心として決めましたが、それはそれで日本らしいと思います。しかし、あくまでも医学的知識が医師と同じではない法律家に、医学という自然科学の性質上、例外も含めて完璧な説明をすることは困難を極めたのでした。

もう時間が経過したので書きますが、南野知恵子参議院議員（当時）は、宇部市ひらき台在住

で、当時、私の自宅とは隣町でした。南野議員は山口大学医療技術短期大学部看護学科教授などを経て、日本看護協会の推薦で自民党より参議院選挙に出馬、国会議員へ転身されました。日本看護協会は移植学会の依頼により、臓器移植法の改正に賛成かつ協力するとの意思を表明しました。南野議員は小泉政権下で法務大臣に任命され、美祢市の刑務所の設立に寄与されました。

この臓器移植法の改正にあたり、南野議員に私から面会の申し入れを行いましたが、自民党議員では唯一、返答がなかったのです。

自民党麻生政権の末期、ねじれ国会と閣僚の相次ぐ不適切発言、衆議院の解散を求める民主党と任期ギリギリまで粘る麻生首相との間で国会が空転し、その間隙をぬって臓器移植法の改正案が国会に提出され、党議拘束が外される中、中山太郎先生（元外務大臣、医師、大阪府）や河野太郎先生（河野洋平元衆議院議長長男、肝移植ドナー、神奈川県、外務大臣）の尽力もあって、二〇〇九年ついに法案が成立したのです。そして、二〇一〇年七月より施行されました。

この法律は、本人の拒否の意思表示がない場合は、遺族の書面による承諾で死体（脳死体を含む）からの臓器提供を行いうることと、年齢制限なく十五歳以下でも臓器提供が可能という点が主な改正点です。

この法案に、麻生総理（当時）は反対、安倍晋三議員は、秘書の方からお電話と手紙をいただきましたが、意見の異なる支持者への配慮もあったのでしょう、最終的に採決は棄権されました。河村建夫議員、桝屋敬悟議員、林芳正議員は賛成されました。しかし、信じられないことに、推薦団体が賛成の意思を示していた南野議員は反対票を投じたのです。この法案が成立しなければ、十五歳以下の小児の臓器移植が日本で断たれるかもしれない危機的状況の中での反対票なのです。

国会議員として、医療従事者として、この法案の必要性を考えた時、種々の事情があるにせよ、推薦団体が賛成すると言っている医療関係の法案に反対するのは暴挙と思いました。自分の思想、信条と異なるものに賛成できないならば、推薦団体の意向も考え、採決を欠席することで意思を表明する選択もあったと思います。

移植以外助かる道のない十五歳以下の子供たちの渡航移植が断たれようとする中、この法案が成立しなければ、彼らに死ねと言っているのと変わりありません。彼女の取った行動は多くの関係者を傷つけ、関係団体の怒りをかったのです。

私はこの件以降、南野議員に会う機会があれば直接聞いてみようと思っていたのですが、彼女は次の選挙で看護協会の推薦が得られず、そのまま引退、その後は公の場所に顔を出すのを見たことがありません。

心疾患で移植以外に助かる道のない人々を助けるために、多くの団体や個人が努力を重ね、臓器移植法の改正につながりました。そして、十五歳未満の臓器提供が行われ、幼い命が助けられたのです。

日本人が知らない臓器移植の闇

臓器移植世界第二位の大国はどこか？と聞かれて正確に回答できる日本の医師は何パーセントぐらいいるのでしょうか？　もちろん世界第一位の移植大国は米国です。二位はご存じでしたか？　中国なのです。

国際移植学会や米国移植学会の論文や発表件数は欧米と日本、韓国などがほとんどを占めており、実際に中国から発表される臓器移植のデータはほとんどありません。製薬メーカー主催の移植関連のアジアの研究会で発表されている内容を見る限りにおいて、中国の臓器移植のレベルと成績はまずまずであり、決して無茶苦茶なものではありません。

しかし、中国、インドで使用されている免疫抑制剤（シクロスポリンやタクロリムス、ミコフェノール酸モフェチル）といった薬剤の多くは、世界標準で使用されているものではなく、知的財産権を侵した違法コピー製品であり、それがために、欧米の国際学会での発表ができない、中国やインドでの国際学会にまともなスポンサーがつかない、といった事実があります。そのために大規模な国際学会を開催するチャンスがないのです。

私が初めてボストンの国際移植学会と米国移植学会に出席した時のことです。オーストラリア、カナダのほか、ヨーロッパの人権団体が集団で学会の入り口を取り囲み、横断幕を掲げているのです。

その人権団体が配布している資料には、中国が死刑囚から臓器を摘出していること、法輪功という気功を行う集団（中国政府は政治団体として認識）のメンバーへの弾圧、その団体の逮捕者からの臓器摘出などのありえないようなことが記載されているのです。

実際に、中国では肝移植は二〇〇八年に年間五千例を超え、その後倍々の勢いで増えていることが、一部の中国人医師によって報告されています。本来ならそれらの臨床成績は、しかるべき学会で報告され、評価されるべきです。

しかし、臓器配分の社会システムが存在せず、臓器提供を施行する国の機関もシステムもない国が、年間五千例を超える脳死移植を行っている医学的事実は、その臓器が非合法か非倫理的な手段で獲得されていることを疑わせます。

私自身も中国の留学生から直接、中国で死刑囚から臓器を摘出し、臓器移植を行っているという話を聞いたことがあり、具体的な手順まで教えてもらいました。

二〇〇八年の北京オリンピック以後、表立った臓器売買はなくなり、二〇一五年からは中国政府は死刑囚からの臓器提供を中止したと公表しています。しかしその後も、学会で公表されている臓器移植件数や各病院が公表している臓器移植の発表からは、決して臓器提供が減少してはいないのです。

これらは、膨大なドナープールが中国国内に存在していることを示唆します。事実かどうかは不明ですが、中国にはいつでも合法的かつ公表せずに殺せる人間が多数中国にいることを示唆しています。

事実かどうか確認のしようもありませんが、中国政府が法輪功学習者を臓器提供者として藩陽市の蘇家屯にある秘密収容所で死刑と臓器摘出を行っているという報告は少なからず存在しています。

少なくともスペイン、イスラエル、欧州議会、台湾、米国のカルフォルニア、ジョージア、イリノイ州議会で死刑囚や囚人、宗教信仰者および少数民族からの臓器強制提供を禁止すべく、中国政府に要請の決議がなされたことは明らかな事実です。

十数年前、「サンデー・プロジェクト」という番組の中でキャスターの田原総一朗さんが、中国が死刑囚から臓器移植を行っている事実をドキュメンタリーで放送しようとしたところ、中国大使館からの強い抗議で、何週かに分けて放送する予定がわずか一週で打ち切ったという事実があります。

ＷＨＯの勧告もあり、世界中で臓器売買による移植は禁止されていますが、フィリピン、インド、中国では公然と行われていた時期がありました。

二〇〇〇年頃の話ですが、中国ではインターネット上に病院が掲示している公式のホームページに、売買による臓器移植が宣伝されていました。中国瀋陽の病院では、五百万円で腎移植を臓器込みで請け負っており、その責任者は九州の大学病院の泌尿器科の留学歴を記載していました。また、日本から執刀医か担当医を連れてきても受け入れる旨が書かれていました。さすがにＷＨＯの指摘を受け、このようなホームページは北京オリンピックの前にすべて姿を消したようです。

私がスウェーデン留学していた頃も、臓器売買の話はありました。当時、インドとフィリピン、アフリカにおける腎臓の標準的な提供価格が一万米ドルとのことでした。さすがにスウェーデンで、売買による臓器移植は見たことがありません。

スウェーデン人医師の話では、ヨーロッパでは英国が臓器売買による臓器移植を最後まで受け入れていました。しかし、ＥＵに加盟した後には、英国もさすがにこのようなことはできなくなりました。

臓器売買による移植が行われるのは、臓器を買えるだけの経済的豊かさはあるものの、自国に臓器の提供システムと配分システムがない国です。実際にはアラブの石油産出国が主にこれらに該当します。

もう昔の話なので書きますが、私が山口大学の講師時代、国際学会によく出席し発表や論文を盛んに書いていた頃、ＵＡＥ（アラブ首長国連邦）のとある国の公的病院から、私の病院で腎移植を引き受けてほしいとのオファーが来たことがあります。

その手紙には、引き受けてもらえるなら病院に支払う医療費とは別に、私個人に五〇万米ドルを謝礼として支払うことが記載してありました。連絡はとりませんでしたが、売買による臓器提供なのでしょう。私のようなペイペイにまで声をかけてくるということは、ＥＵができたことで売買の臓器移植を行ってくれるまっとうな医療機関がなくなっており、とても困った状況にあるのだなと理解しました。

ポリティカル・レフジー（政治難民）

私が留学中のある日、カロリンスカ研究所・フディンゲ大学病院の移植外科に救急患者さんが搬送されてきました。アーランダ国際空港で入国審査中に突然倒れ搬送されてきたのです。

彼はイラクから飛行機を乗りついで、北欧の福祉国家に到着したのです。そして、入国審査中に自身がポリティカル・レフジー（政治難民）であることを告げ、政治亡命を希望すると告げたと同時に、空港で倒れたのでした。

スウェーデンは社会福祉国家で移民の受け入れにも積極的な国ですから、強制送還にはならず、救急車でそのまま搬送されてきたのでした。みなさんがご存じかどうかは知りませんが、日本は原則、政治難民や政治亡命を受け入れておらず、今回のようなケースでは航空会社の責任で強制送還されるのです。

まだEUが統合される前の話で、ヨーロッパの各国は入国審査が厳しく、特に、アフリカや中東、東欧からの移民の入国には神経をとがらせており、英国、フランス、ドイツに入国することはほとんど不可能な時代でした。

彼は病院の紹介状を携えていました。その紹介状によれば、腎移植後の患者さんで、湾岸戦争によりイラクが陥った医薬品の品不足により免疫抑制剤の入手が不足し、次第に腎機能が悪化し、透析を含めた治療が必要なことが記載されていました。そのため移植外科に搬送されてきたのです。

紹介状は、スペルと文法が間違いだらけの英文で書かれたものでした。

患者さんは三十歳代男性、英語は片言、親戚や友人もおらず、スウェーデンの住民票もありませんでした。医療費を取ろうにも請求のしようがないのです。診療したスウェーデン医師たちは「最近はこんなのばっかりだ、世界中からこんなのが集まってきている」とかなり立腹した様子でしたが、人道上の見地から治療は行っていました。

スウェーデンは社会福祉制度が充実していたため、住民として登録できればたとえ移民であっても生活費が保障されていた国でした。そんなためか、私が留学した一九九五年当時、ストックホルムの中心地のセルゲル広場には世界中の人たちが集まり、中東やアジア、アフリカの人権問題や政治問題の横断幕を掲げ社会運動をしていたのです。

その頃から、移民の増加に伴い、社会保障費の増大に伴う財政の逼迫、治安の低下、行政サービスの人手不足やアルコール中毒者などが社会問題になりつつありました。鉄鉱石、Volvo（自動車）、エリクソン（携帯通信会社）、サーブ（戦闘機・自動車）のなどの主要産業が、TOYOTAやモトローラなどの海外メーカーに押され、次第に斜陽化していた時代です。今の日本の状況によく似ています。

移民排除の傾向は、特に湾岸戦争以降に中東やアフリカなどからの移民が増加し、それによる治安低下に伴い、ヨーロッパ各地に広まりました。ドイツでは移民政策反対を唱えるスキンヘッドによる移民に対する暴力事件が社会問題化しました。また、二〇一一年のノルウェー、ウトナ島での銃乱射事件も移民排除の極右思想が一因になったのかもしれません。

数年前、欧州泌尿器科学会がありストックホルムに行きました。留学から約二十年ぶりでしたが、街並自体は時間が止まっているかのように風景は変わっていませんでした。しかし、街の様相は一変していたのです。

ストックホルムの街中で、今回、やたらと目についたのがSUSHI BARです。私が留学していたカロリンスカ研究所のフディンゲ病院にも行ってきたのですが、病院の中にもSUSHI BARができていました。残念ながら、オーナーは中国人のようでしたが。

今回びっくりしたことに、ストックホルムの街中にやたらと物乞いがいるのです(写真)。風貌はイスラム圏からの人々のようでしたが、詳細は不明です。生活困窮のカードを掲げ、小銭の入った紙コップを前に置いて、一日中、交通量の多い場所に座っているのです。生活用品が横の紙袋の中に入っており、ホームレスをうかがわせるようでした。

私が留学した当時は、社会福祉制度が充実していたためか、住民として登録されれば、たとえ移民であっても生活費が保障されていた国でした。移民の増加により社会保障費の増大に伴う財政の逼迫、治安の低下、行政サービスの低下などが起こったのかもしれません。

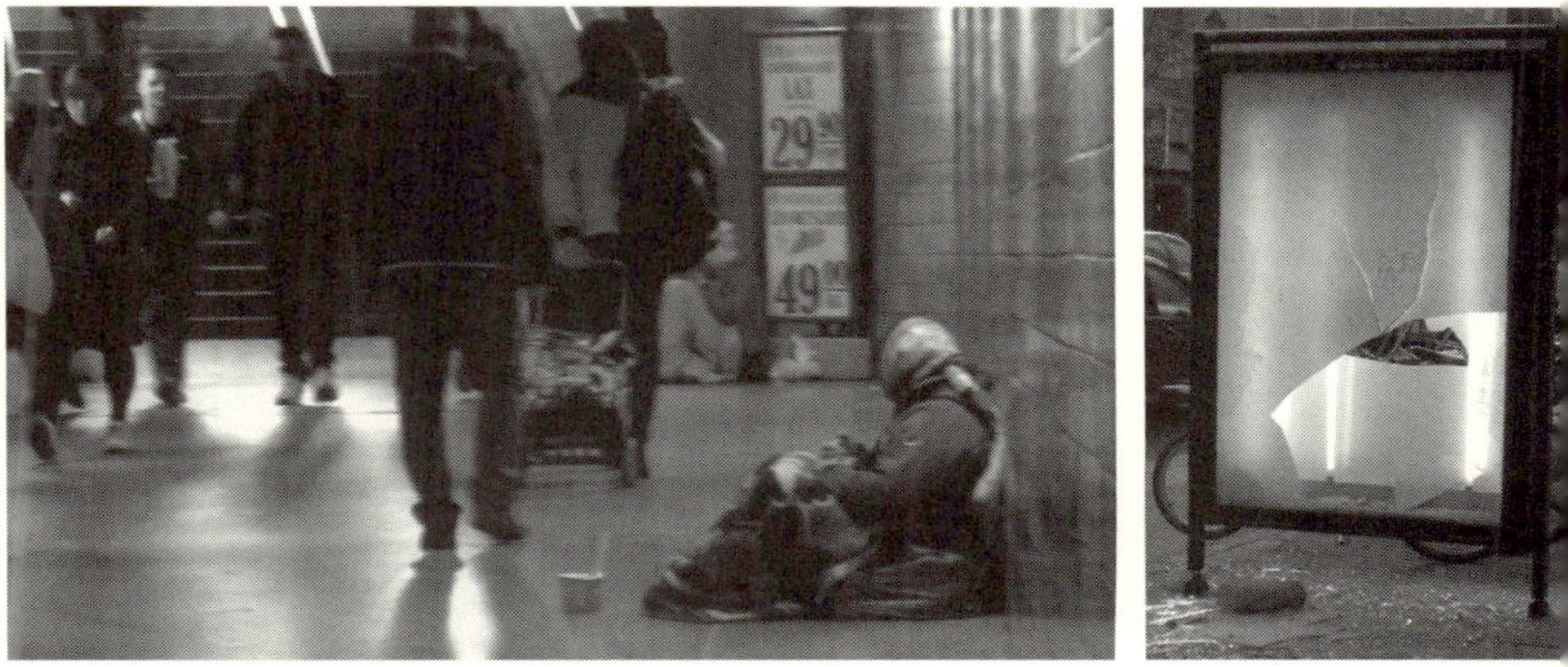

左の写真は，地下街から地下鉄に向かう通路に，小銭の入った紙コップを前に生活困窮のカードを掲げて座り込んでいる女性。手前と一番奥にいます。顔をアラビア語でビジャブと呼ばれる布で覆っているので，イスラム教徒でしょうか。
右はバス停の広告用電光板が破壊されているところ。留学した1995年頃には見られなかった風景でした。

ストックホルムは湖に囲まれたそれは綺麗な街でしたが、今回は、バスの停留所でガラスが割られていたり、地下鉄の駅の構内でファーストフードの食べ残りが散らかされていたりしていました。

どう見ても、二十年間で治安が悪化していたのです。二十年前は我々外国人に対しても愛想よく、にこやかな国でしたが、学会期間中、スウェーデン人からにこやかに話しかけられることはなかったのです。

私が留学した当時、スウェーデンには多くの移民が住んでいました。今も住んでいると思います。日本人同士でも生まれや育ちが違うだけで習慣や行動が違い、諍いが起こることがあります。ましてや生まれた国が違う移民を受け入れることは簡単ではありません。移民のための社会福祉や行政サービスのために社会の負担が増えたり、職が奪われたりすることが起こります。しかし彼らは根気よく辛抱し、移民を受け入れるための社会システムを構築してきました。

スウェーデンは、留学中私と私の家族が生活するために様々なことをしてくれたのです。素晴らしいと思いました。二〇一四年にストックホルムを再訪した時に、あのにこやかで安全な国が、変貌しつつあることに驚いたのです。

学会で得られた医学的情報も重要でしたが、ストックホルムで見た二十年間の街の変化はあまりに凄まじく、私の心を揺さぶりました。正直、あんなふうに変わったスウェーデンは見たくなかった、というのが本音です。あと二十年後、三十年後に、今回、ストックホルムで見たことが、日本の現実にならないよう祈るばかりです。

ちなみにスキンヘッドは、日本においては剃り上げたツルツルのヘアスタイルを指し、危険な言葉とみなされていません。しかし、欧米では極右・ネオナチのシンボルとされ、英語で「He is a skinhead.」と言うと、ヘアスタイルにかかわらず、「彼は極右・ネオナチなどの反体制思想を持った団体のメンバーである」という意味になりますので注意が必要です。

EUと移民政策

スウェーデンは移民に比較的寛容な国で、私の留学当時、人口の一〇%が移民でした。スウェーデンの公用語はスウェーデン語ですが、当時、スウェーデンの公的文書は六カ国語に翻訳されていました。

スウェーデンのみならず第二次世界大戦後、西欧の国々は人口減少と高齢化、労働力人口の減少に悩んでいました。そのため、経済難民を含めて比較的移民の受け入れは緩やかだったのです。

イタリアの例ですが、北部の高齢化による人口減少が進んだ村が労働力の確保と人口の維持のため、積極的に移民を受け入れました。人口減少による空き家が多く、移民にそれらの住居を無償で提供し、子供のみならず親の教育の面倒を見ると同時に、月に日本円で十万円程度の給付をするという、至れり尽くせりの制度をとっていました。ただし、給付は地元の村の中でしか使用できない特別の小額紙幣によって支給されていたのです。移民が村外で買い物をしたいなら、職に就いて自分でお金を稼ぐしかない仕組みでした。

日本と同様にスウェーデンでも少子化に直面した時期があり、その後の社会福祉政策の拡充による少子化対策や移民の柔軟な受け入れによって、人口減少に歯止めをかけたのです。しかし、移民はスウェーデン人が思うほどスウェーデンに溶け込まず、移民の多い地区は治安が悪く、昼間から仕事をせずアルコールを飲んで赤い顔をしている人が多く存在している印象がありました。

西欧内では古来、人の往来が盛んでした。仕事で西欧内を移動する人も多く、行った先の国の人と結婚したりすることも、カソリック同士であれば珍しいことではありません。ですからヨーロッパでは、イタリア人の叔母さんや、フランス人の従姉妹がいてもさほど珍しいことではないのです。移民は最初違和感があっても、二代目、三代目になれば自然に社会に溶け込んで、先住民と同じような生活を送るようになると思っているのです。

しかし、フランスやスペインなど欧州で時に起こるテロで明らかになったように、移民たちは(微妙に)差別を受け、移民先の社会に溶け込むことは容易ではありません。スウェーデンでも「移民はアルコール中毒が多い」とか「社会保障費で職に就かず、就いても怠け者が多い」といった言葉を聞きました。どの国にも、移民を排斥するスキンヘッドのような極右思想を持った集団がいて、暴力的な諍いが絶えないのです。

私の調べ得た範囲で、スウェーデン政府は移民の人種的背景に関するはっきりとした統計を、なぜか公式には発表していません。

一九九八年の民間調査では、外国で生まれたか、親のどちらかがスウェーデン人でない、いわゆる移民の子供は、人口のおよそ二〇％にあたります。その半数は非ＥＵ加盟国にルーツがあり、イラク、ポーランド、ユーゴスラビア、イラン、ボスニア・ヘルツェゴビナ、トルコ、ソマリアといった政情不安定な国からの移民が出身の上位を占めています。

シリアの内戦状態を受け、二〇一三年九月には、シリアからスウェーデンへの亡命希望者全員を受け入れ、永住権を付与する、とスウェーデン政府は発表したのです。

スウェーデンは私が留学した一九九五年にＥＵに加盟しました。当時、ＥＵ内からの移動による入国審査とＥＵ外からの入国審査ははっきり分けられており、一度、ＥＵの住民になるとＥＵ内の移動は比較的容易なのでした。現在では、ＥＵ内の移動に関しては国内線の移動と同様にパスポート・コントロールすらありません。完全に往来自由なのです（フランスのテロ事件を受けて変わりつつあるようですが）。

今回、シリア内戦にともなって、大量の難民がギリシャやトルコ経由でＥＵに流入しています。人道上の問題があり、ＥＵは受け入れざるを得ないと思いますが、難民の受け入れに伴う経済的な負担や治安の悪化を含めて、ＥＵやアメリカは受け入れるのでしょうか？

フランスのテロ事件を背景に、極右がイスラム系移民へ暴力事件を起こしたりすれば、イスラム系移民が生活に絶望し、ますますテロを助長する際限のない悪循環に陥るような気がします。ヨーロッパは銃を持たない、子供の誘拐や強盗のない（米国と比較して）安全な国として認められてきましたが、治安の不安定はヨーロッパ人が最も避けたいものだと思います。

シリアやイラク、イランといった政情不安定な国々は、元々ローマ帝国やイスラム帝国の発祥の地であり、世界文明発祥の地でもある、長い歴史と文化を持った国なのです。そんな国々に文化や歴史の比較的新しい米国が戦を仕掛けて、短期間で解決の方向に向かうとは思えないのです。フセイン政権を倒したことが結果的に宗教間対立を引き起こし、「アラブの春」がイスラム国のきっかけになったのです。イスラエルとパレスチナの問題のように、今後、何千年の争いにならないことを祈るばかりです。

今の日本の状況を見ると、このままずっと医者を続ける限り、年金ももらえず、税金と社会保障費を払うために働かざるを得ない気がしています。早めに医者を辞めて、老後はポルトガル辺りで暮らして、チェロを弾いてワインを飲みながらヨーロッパ観光する計画でいましたが、難しくなったような気がしてならないのです。

【閑話4】フェイク

スウェーデン留学中、同僚が「ビデオデッキの調子が悪いので見てくれ」と言うのです。日本製のビデオデッキで使い方がよく分からない、とのことで持ってきました。どこのメーカーだと聞くと、Kendoとのことでした。柔道ならともかくKendoとは聞いたことがないメーカーです。持ってきたビデオデッキにはちゃんと「Made in Japan」と書いてありましたが、ひと目で日本製でないことが分かるのです。日本製には外観に独特の丁寧さがありますが、これには外観のプラスチックに歪みがあるのです。ボタンもなんとなくチャチいのです。中国製か東南アジア製と思われましたが、持ってきた箱の裏にはハングルが使われていました。

別の同僚が、Nikonのビデオカメラを持ってきました。Nikonはカメラとレンズで有名なメーカーですが、ビデオカメラを作っていることは知りませんでした。やはり持ってきたカメラは小型のもので、ひと目偽物なのです。日本製の名を汚すようなあまりに雑な作りの製品に複雑な気持ちになりました。

商魂たくましい人々が作って販売しているのでしょう。ルイ・ヴィトンやエルメスの偽物はなんとなく理解できますが、日本の電化製品の偽物は本当に勘弁してほしかったのです。どちらの商品も東南アジアを旅行した際に、現地の電気店から日本製と言われ、安かったので買った、と言っていました。

今でこそSUSHIは世界中何処でも食べることのできる日本食の代表的格です。生魚と寿司米の組み合わせでヘルシーフーズの印象が強い食べ物です。まだ海外で寿司が珍しかった頃、アメリカピッツバーグの研究会で供されたにぎり寿司は世にも恐ろしい味でした。大柄な黒人女性が思いっきり握りしめた寿司米に、わさびとネタを乗せているのですが、寿司米が世にも不思議なまずさなのです。バリー・ボンズが若かりし頃、ピッツバーグパイレーツのスリーリバースタジアムで活躍していた頃の話です。

夏にストックホルムの中心地に臨時の「Japanese noodle」と書かれたうどんレストランが開店したので行ってみました。うどんの麺は白いのですが、食感がうどんとは異なり、中華そばの冷麺を煮込んだようで、なんとも奇妙な味なのです。中に入っている豆腐には細かい穴がたくさん開いており、酸っぱく、なんとも恐ろしい味でした。

日本を代表して、勘定の時に抗議しましたが、周りのスウェーデン人たちはそのまずい〝うどん〟なるものを黙々と食べていたのでした。

V

日本の医療に差し込む光と忍び寄る影

日本の医療業界に忍び寄る影

日本では江戸時代に西洋医学が入ってきましたが、本格的に医療が一般社会に入り込み、受け入れられるようになったのは明治になってからです。戦後の復興とともに国民皆保険制度が作られ、秋田県や東京都で始まった老人医療費の無償化はあっという間に日本全国に広がりました。昭和四十－五十年代はいろいろな意味で医師は優遇され、特に開業医さんは儲かりました。

お医者さんといえばお金持ちのイメージがあり、医療保険の切り下げに伴って導入された医師優遇税制などというものさえあったのです。

先般、ある官僚が関東地区の私立医大に便宜を図る見返りに、息子を裏口入学させた事件が発生しました。世間一般の人から見ると、全くもって非常識な事件だと思われたことでしょう。しかし、私から見ると、どうしてそんなことをしたのだろうという疑問が沸き上がるのです。

世間の人は未だに、お医者さんの免許を持っていると一生食うに困らず、何も努力しなくても幸せな人生が送れると思っておられるのだろうと想像します。しかし、今の時代、そして今からの時代はそんなことはないのです。

実は、医療制度や医療従事者を取り巻く環境は、いろいろな矛盾をはらんでいました。矛盾はあったのですが、みんなそれなりの収入を得て、それなりの仕事があり、それなりの社会的地位があったのです。それぞれみんなが公平ではありませんでしたが、やりがいとか人生観とか、自分の主義主張をもって、自分の位置に満足や納得をしてきたのです。

しかし、そんなことが少しずつ吹き飛んでいく時代になりました。

例えば、医師会というのがあります。昔は開業医の権利と利益を守る母船集団であり、日本医師会長のT氏が「自民党の国会議員を百人落選させる」と叫んだこともあったのです。事実、それだけの権力を持っていたのでした。

医師会も昔は開業医のサロン的意味合いが強く、経営が安定している開業医の憩いの場でもあったのです。しかし、医療を取り巻く環境が厳しくなるにつれ、いろいろなことを決めて推進してゆかないと、医師会自体の存続が脅かされる時代になってきました。

社会の高齢化により社会保障費が増大しています。その伸びを抑制するために、政府はいろいろな対策を行ってきました。それに並行して医療機関は業務量が増加した上に、次第に収入も減少してきました。
医療を商売としてみた時に、まだ甘い世界で何とかなるだろうという時代が続いたのですが、どうやらそれも限界に来ているようなのです。

製薬メーカーの販売員も今は、医薬情報担当者（MR:medical representative）と呼ばれていますが、一昔前は、プロパー（語源はプロパガンダ（宣伝））と呼ばれ、仕事といえば、学会へのお供やゴルフや飲食の接待が中心の時代もあったのです
残念ながら、あと数年以内に日本からMRは消えてしまうと思います。製薬メーカーと医師のもたれ合いの構造ももう少しで消えると思われます。

限りある財源と限りある医療資源を、正しく適切かつ公平に使わないと財源と医療資源が枯渇する時代になりました。本来、政治家と官僚の仕事なのですが、責任を取りたくない政治家たちは現場の医療機関に問題を丸投げし、破綻が先送りされるよう医療機関や製薬メーカーを締め付けてきました。
残念ながら、今からこの国が立ち向かう人口減少と高齢化の波を乗り越えるにはかなりの痛みを伴います。各医療機関が自分のところだけは何とか波を乗り切りたいと行動を起こし始め

ましたが、大所高所に立って全体を見渡して方向性を決めているようには見えません。移植の世界もそうでしたが、この国は誰かが改革をする時には、重たい湿り気を持った雪のようなものが足にまとわりついて、その人の行く手を阻むのです。

地域医療構想

団塊の世代が後期高齢者となる二〇二五年を見据えた、地域における医療機関の調整会議で、医療機関の合併を前提とした病床数の削減協議が進められています。これは地域医療構想と呼ばれ、限られた医療資源の中で適切な医療サービスを提供するため、地域の一次－三次医療の役割を分担し、「地域完結型」の効率的で質の高い医療ができる体制づくりが進められているのです。

もともと人口比に対する病床数が下関市は過剰ではあったのですが、人口減少を理由として、下関市の急性期病床を五百床削減、慢性期病床を半分にするという削減目標が、行政よりはっきりと提示されているのです。

一方で、旧下関市内の公的四病院の統合の話は全く進んでいません。経営基盤がそれぞれ違うということもあろうかと思いますが、痛みを我慢しないと進まない話なので簡単ではないのだと思います。

このまま人口減少が進み、急性期病床、慢性期病床ともに削減が進まなければ、結果、急性期、回復期、慢性期それぞれで、それらが入り交じった患者の奪い合いが起こり、病院間格差が広がり、健全な病院運営がなされなくなる時代が来る可能性があるのです。

逆に本当に地域医療構想が実践されれば、看護師の多くが職を失い、介護職として再就職しなければなりません。残された病院の人々は、少ない人数で、ますます高度な医療を行うことを求められ疲弊するのかもしれません。


今まで医療はコストを度外視して行われる時代が続いてきました。社会資本や住民サービスは、できる範囲で最低限の安全性と便利さが確保されようになされてきたと思います。日本では、最善の医療が全員に公平に享受できるよう社会システムが構築されてきました。それ自体は素晴らしい考え方ですし、その意図に間違いはないと思います。しかし、実態としてそれが成り立たなくなっているのです。今はとりあえず問題を先送りし、未来の世代にツケを回すことでしのいでいるのです。

アメリカ人は、医療とは「健康と寿命を売るビジネス」と考えています。医療を万人に提供することは、健康に働く白人のエグゼグティブに対する増税だという考え方でもあります。

今の国民皆保険制度と社会保障を守るために、どの患者さんを何処までどのように治療するのか、トリアージのような選別が必要になるのかもしれません。

このまま将来にツケを回し続ければ、そう遠くない将来に国民皆保険制度や今の医療制度は破綻すると思います。そうすれば、社会のセーフティネットは破れてしまい、〝医療難民〟が世の中にあふれることは間違いありません。

今のままの制度を続けるだけでは破綻するのなら、誰かが痛みを伴う改革を進めるしかないのです。日本人は既得権を大切にする国民で、それを手放すことや自分だけが損する話には敏感に反応し、どこまでも抵抗します。例えば高額の医療を年齢や所得で制限したりすることは、到底受け入れられないと思います。

下関市内の一部の公的病院は、病床稼働が芳しくない一部の急性期病床を回復期病床へ転換し、病院職員の雇用を確保しています。統合までの病院経営を継続するための処置で仕方がないのでしょう。

一方で地域医療構想による病院統合を声高に叫びながら、もう一方で、地域の一次－三次医療の役割の分担を破壊し、「地域完結型」ではなく自分の病院さえ助かればそれでよいという「病院完結型」の経営を行っているのは、いかなることなのでしょうか。建前だけを前面に出しても、誰も本気で病院の合併を進める気がないのでしょうか？

日本人は、自分だけが損をする話には敏感に抵抗します。たとえそれが社会の要請であったとしても、一つ一つをあくまで個人（組織の場合もあります）の問題として捉え、自分（たち）の損得で判断するがために、全体として社会システムの構築がうまくいかないのです。

製薬メーカーの正体

慢性骨髄性白血病（ＣＭＬ）は難治かつ予後不良の疾患でした。私の学生時代には、薬剤による治療法はなく、唯一の治療法は骨髄移植でした。罹患すると、数年から長くて十年で患者さんたちはお亡くなりになられたのです。ＣＭＬの発症率は百万人あたり十―十五人程度ですから、日本では年間二千人弱の方が発症していると考えられます。

希少疾患の治療薬を開発することは、製薬メーカーにとってメリットはありません。人類の平均寿命を最も伸ばす医薬品と考えられる、マラリアと住血吸虫の治療薬は、未だにそれらの優れた医薬品は開発されていないし、開発の予定もないのです。それはまさに、医薬品メーカーが「医療は健康と寿命を売るビジネス」と考えているからで、儲からない薬は開発の対象にならないのです。

ＣＭＬは希少疾患であるがゆえに開発にはメーカー内で賛否両論があったと言われています。

結果的に、この難治かつ希少疾患に「グリベック」という特効薬が開発されました。

予後は劇的に改善し、十年生存率は八〇％に向上しました。健常者の寿命と変わらないのではないかという程度にまで改善したのです。本当に素晴らしい医薬品でした。そして、発症率は低い疾患でしたが、生存率の改善に伴い、患者数は増加し続けたのです。一方、患者さんたちは、この薬をほぼ一生にわたり一日四錠服用し続けなければなりません。

日本では、薬価は国が決めています。しかし、米国の薬価は製薬会社が自分で決定できるのです。日本では次第に薬価が切り下げられていきましたが、信じられないことに服用しないと患者さんが死んでしまう薬にもかかわらず、ノバルティスファーマ社（以下N社）は米国で薬価を吊り上げました。二〇〇一年に二万六〇〇〇ドル／年であった薬価は二〇一二年に九万二〇〇〇ドル／年、二〇一四年に一三万二〇〇〇ドル／年と、あまりに非情な薬価の吊り上げをしたのです。

本邦でも、発売当初は一錠が四千円程度の薬価で、一日四錠を内服するものでした。予後の改善とともに患者さんの数も増加する一方で、「グリベック」は希少疾患の治療薬にもかかわらず、年間四百億円もの売り上げを日本で上げたのです。

「全世界同一薬価を厳守せよ」というN社の経営方針により、どこの国でも一錠約三千円を厳守しました。

韓国では、二〇〇一年に「グリベック」が承認される際に、患者による薬価引き下げの運動が起こりました。OECD諸国よりGDPが少ない分、薬価も三分の一に引き下げてほしいという要求をしました。しかし、N社はG7の平均薬価を元に、引き下げに反対したのです。

韓国では、「白血病患者は生き続けたい、ノバルティスファーマは薬価を引き下げろ」という患者たちのデモと座り込みにより、N社は〝不道徳な企業〟として報道されました。

こうした運動の成果もあり、韓国では通常、医療保険の自己負担率五割のところ白血病患者だけが一割に減額され、その一割もN社が出資する財団からの補助で賄われることで、「グリベック」を服用する患者の自己負担はゼロになったのです。

ある意味それは、N社がたった一割引で、韓国での「グリベック」の売り上げを確保したということなのです。

「グリベック」によるN社の売り上げは、ある年、日本だけで年間四百億円にのぼりました。月三十六万円の薬代で患者一万人分を計算すると、その金額とほぼ一致します。世界での売り上げは、二〇〇六年二二億ドル、二〇〇九年四〇億ドル（約四千億円）にもなりました。

「グリベック」の成功により、製薬会社は抗癌剤の開発に力を注ぎ、多くの分子標的薬が出てきました。それらの薬のほとんどが一錠数千円で、年間の薬代は数百万円になり医療費を圧迫しています。

製薬メーカーの正体2

そのノバルティスファーマ社（以下N社）が数年前に厚生労働省から業務停止命令を受けました。理由はN社が「ディオバン」という高血圧症の開発や治験にあたって、本来は中立であるべきはずのデータ解析に自社の社員にその多くの部分を手伝わせ、結果的にデータの信頼性が損なわれた事件です。

N社は「ディオバン」の治験を行っている京都府立医科大学の循環器系内科の教室に多額の寄付を行い、それと引き換えに大学教授と医局がN社に有利なデータ解析を行って論文を作成、結果的に「ディオバン」の強力な宣伝効果となったのです。

製薬メーカーは、人類の健康に寄与・貢献するために日夜、研究開発を続け、努力する素晴らしい企業という仮面をかぶっていますが、実は、この一件で、健康と寿命をビジネスとして販売し、貧乏人を無視し、お金持ちのみに寄与して高い利益を上げている企業だということが世界的に知られました。そんなこんなで、N社は恨みを買っていたのかもしれません。

この事件は社会に大きな影響を与えました。とある北陸の国立大学ではこの事件をきっかけに、委任経理金としての製薬メーカーからの寄付を中止しました。委任経理金を知らない人がいるでしょうから少し解説します。

大学の教室に講座の維持や研究のために支給されるお金がありますが、国から支給されるお金だけでは足りないので寄付を受け付けています。委任経理金として処理されると、製薬メーカーから寄付されたお金と国から支給されたお金の区別はつきません。だから会社や個人が寄付をした時に、国庫を通すことによって寄付金が経費として税金の控除対象となるのです。

国庫を通しますので、きちんと申請された交通費や実験器具や薬品の購入、事務員の人件費などに回すことができます。冠婚葬祭や飲食には当然ながら使えません。

大学の教室の経費というのはなかなか大変で、信じられないかもしれませんが、白衣の洗濯も教室のお金から出すのです。術場の術衣とか病院で使用する白衣は病院の予算で洗濯されているのですが、大学院生が研究室で汚した白衣は教室のお金で洗濯するのです。ですから、医局長の仕事は、可能な限り白衣の洗濯は病院の規定の場所で着替えて洗濯に出すよう指導することから始まるのです。

その昔はそれなりの予算配分があったようですが、医学部の臨床講座が製薬メーカーから治験や研究費として寄付があるのをいいことに、国は次第に予算を削っていきました。大学院生が国庫に授業料を払っているのですから、大学院生の研究費として院生の人数に応じて配分があってしかるべきと考えますが、実際は考慮されていないのです。

委任経理金は研究のみならず、臨床の機器購入にも使用できます。大学の予算は不安定で、予算不足から夏の夜に病室のエアコンのスイッチを切ったり、エレベーターの稼働台数を減らしたりするなどといったことが平気で行われていました。手術室や外来で医療機器が故障しても予算の問題で修理や消耗品の補充ができないこともあったのです。

N社の事件は、N社のみならずその他の製薬メーカーからの教室への寄付金や研究費をも全国的に激減させたのです。それのみならず、前立腺癌の全国規模の研究があったのですが、製薬メーカーからの寄付がなくなり、ある日突然、研究の継続が困難になりました。

私の留学当時、N社は前身のサンドという会社でした（ノバルティス社はチバガイギー社とサンド社という、スイスを拠点とする製薬会社二社の合併によって一九九六年に設立、サンド社はジェネリックを扱う子会社として現在も存続していますが、当時のサンド社との関係はありません）。

サンド（Sandoz）社は当時、「シクロスポリン」という画期的な作用機序の免疫抑制剤を販売しており、移植の世界において花形なりし時代でした。私自身は留学生当時、売り上げには貢献してはいませんが、サンド社の営業マンは、エジプト人と中国人二人、そして私の四人の留学生を、時に高級レストランへ連れて行ってくれたりしたのです。その場でワインを飲みながら、中国人の二人に向かって、中国やインドの会社がサンド社の知的財産権を犯した「シクロスポリン」を製造、主として中国やアジアで販売し、アジアでのシェアが低下していること繰り返し話していました。

スウェーデンの南にゴットランドという島があります。中世の遺跡が多く残っている島で、スウェーデンそのものの姿が残っています。夏の終わりにゴットランド島を周回するヨットレースが毎年開かれるのです。

私の留学していた移植外科のグロット教授は、そのレースに毎年参加するのが楽しみということでした。スウェーデンは直接税、間接税ともに高く、アメリカのようには教授といえども医者が稼げるはずがないのです。どうやってクルーザーを手に入れたのか不思議でしたが、或る日その謎が写真によって解けたのです。グロット教授が真ん中に座っているクルーザーの帆には「Sandoz」という文字が大きく書かれていたのでした。

今回公になったN社の社員の行為は褒められたものではありませんが、優秀な製薬メーカーの社員であればあるほど身に覚えがあると思います。

今回、N社の社員の行為も問題がなかったわけではありませんが、「医薬品の臨床データ解析という最も重要な部分を、利益相反も甚だしく関連する製薬会社の社員に丸投げをして、これを是としていた大学教授が日本に少なからずいた」という事実が暴露され、我が国の臨床研究者の倫理観に相当な問題があることを世界中に示したことが大きな問題だったのです。

お医者さんに対する世間の誤解

ある統計によると、看護師の半数が「医師の給与は高い」と思っているとのことです。医者と看護師がそれぞれどう考えているかは知りませんが、仕事の量と質において医師と看護師の間にそれほどの違いがないにもかかわらず給与などの収入が数倍違うことは、事実は事実です。

日本の医師の給与は米国に比較したら安価です。ただし特徴があって、米国医師の給与は外科系なのか否か、地位、技能などによってかなりの違いがあります。訴訟リスクも診療科によって違うので、差があって当然かと思います。

日本の医師の給与は、勤務医である限り、大学病院と一般病院、老人病院、外科系だろうが内科系の医師であろうが、さらに拘束時間の多い少ないによっても極端な収入の差はないのです。

もっと極端な話をすれば、海外や国内に留学して特殊な手術手技や技能を得ても、一部都会の私大の外科内科系教授を除いて勤務医の給与にはそれほどの差がないのです。

医師の方々の多くには賛同していただけると思いますが、医師の生活は看護師が思うほど経済的に恵まれてはいません。日本の場合、所得税の累進課税だけではなく、低所得者や社会弱者に対する医療保護や福祉が充実しているため、高所得者の公費負担には所得税以上に累進がかかっています。

自動車にしても軽自動車の維持費は普通車に比較して極端に安く、普通車でも排気量の大きい高級車であればあるほど維持費が高くなる仕組みです。住居にしても住民税を含め維持費がかさむ仕組みで、人口減少を考えると不動産価格の下落は避けられないにもかかわらず、固定資産税が高く、大きい家に住めば金利や税金を含め、いろいろな支払いが多くなるように仕組まれています。


私は医師になって三十年になります。四年目の後期研修医と仕事をしていますが、税金を引いた月々の私の給与は、手取りで彼の倍には届かないのです。そういえば、子沢山の先輩が子供を大学にやるために仕方なく開業するという話をよく聞いたものです。

日本では、同じ手術であればどの病院で誰が手術しようとも、ほぼ同一料金です。逆に、下手で出血量が多く、手術時間が長く、合併症を頻繁に起こす方の料金が高いのです。社会そのものがお金で特殊な手術手技や技能を評価しないシステムをとっているので、特殊な手術手技や技能はそれをもって社会に還元することによって、自己満足するしかありません。

私は大学病院に通算十六年在籍しました。経済的には決して恵まれた勤務医生活ではありませんでしたが、特に貧乏で困ることもなかったのです。私が医師になって、数多くの先輩や同僚、後輩がいろいろな理由で開業したり、給与のいい民間病院に移動したりするのを見てきました。

私が医師になって良かったのは、この仕事をしていたからこそ、巡り合えた人、物、食事、場所、経験などがあり、それぞれが人生をとても面白く彩ってくれたと思っています。それらは自分が稼いだお金よりも何倍もの価値がありました。だから今も勤務医を続けているのだと思います。

医師になって三十年近くが過ぎました、その間に何人の同業者がsuicide（自殺）したことでしょう。そうならなくても、車の運転よりはるかに高度なことをしながら、僅かなミスが重大な結果を引き起こし、事件化して医師としての人生を狂わせた先輩や後輩を見てきました。

日本では年間六十－七十人のお医者さんが毎年自殺しているのです。これは、一般の人と比較してとても高い数字なのです。

公立中学校で中の上程度の成績で看護師にはなれますが、公立中学校で三年間首席であっても国立の医学部に進学することは困難です。私には、それらを含めて決して医師の収入が恵まれているとは思えないのです。

社会が医師の技能や経験を評価して収入を決める社会システムではありません。医師の給与が割高と思っている看護師は、本質的に医師の業務内容より、勤務時間や拘束時間の違いや学会活動を含めて高いと思っているのだと思います。そう思われるのは、今の社会システム上仕方のないことなのかもしれません。

調剤薬局の運命

二〇一七年秋の『週刊東洋経済』十一月号「薬局の正体」で、調剤薬局の現状と将来について書かれていました。その中で某調剤薬局チェーン店の社長がインタビューに応じており、年収八億円と書かれていました。（記事の作成者に悪意があったのかどうかは不明ですが）成り上がりの悪徳商人かマフィアのような風貌で写真に収められており、儲けて当然のような言い分を記事にした内容でした。怒りを覚えた人も多かったのではないでしょうか？　世間の風を読み誤り、バッシングされた上、塀の中に放り込まれたホリエモンの二の舞にならなければよいのですが。

今後、医療費を含めた社会福祉費は減少します。国はとりあえず儲かっているところから手をつけようとしています。

医薬分業が開始され、四十年が経過しました。特にここ二十年は医薬分業をはかることによって、無駄な投薬を減らすことが目標でした。もともと病院は薬価差益で儲けていたからです。医薬分業を進めると、無駄な投薬がなくなると国は考えたのですが、医薬品の削減は全く進みませんでした。

院内処方より院外処方の調剤料が高く、「お薬手帳」などというものを持っていかないと高くつくシステムになっています。そんなこんなで、調剤薬局は大変儲かりました。調剤薬局が儲かるがために新規出店が相次ぎ、薬剤師の不足にもなりました。薬局には出店規制がなく、最低六坪のスペースがあれば出店できるために乱立したのです。信じられないことには、調剤薬局はコンビニよりその数が多いのです。

調剤薬局が儲かる最大の要素はただ一つ、立地です。病院や診療所から便利に行けるほど、患者さんが増加します。そのため、調剤薬局は医療機関の近くに無理をして出店しました。高い土地や家賃であっても単価が高いために、儲かるのです。

調剤薬局は、儲かるがゆえに無理な出店をして、薬剤師を抱え込んできました。立地の良い場所に無理をして出店してきただけに、家賃その他の投資額が大きく、減収は会社の存続にまで深刻な影響を及ぼすと思います。

調剤薬局の粗利は処方箋一枚で三千円ともいわれ、月百枚程度の処方箋でも工夫すればなんとかなっているのです。今後、調剤料が切り下げられ、将来的には月に三千枚以下の処方箋の薬局は淘汰されるとも予想されています。開業医と一対一で開いていた小さい調剤薬局は消える運命にあるのかもしれません。

調剤薬局は、患者さんとのかかわりが薄い業種ですが、今後は、かかりつけ薬局の業務などが増えます。私の外来にも、薬局から訪問薬剤師による管理などのレポートが来ますが、薬剤師がそんなことを行うのは大変だろうなといつも思っています。

一方で、かかりつけ薬局というように、二十四時間三六五日の対応が、薬局の薬剤師だけで本当に可能なのでしょうか？　漠然と無理があるように思えてならないのです。

薬剤師が不足しているというのは嘘です。それは、国が医薬分業を推し進めようとした結果、調剤薬局が乱立したからそのように見えるだけなのです。今になって、国が調剤薬局をつぶして統合させるような政策をとるのは間違いですが、政治家と官僚のやることには逆らえません。

残念ながら、調剤薬局の減少に伴って、今後、薬剤師の余剰が生じると私は思っています。

院外調剤は思いのほか患者負担が大きいことは、みんな知っています。そんな中で、患者サービスの一環として院内調剤への回帰が議論されています。今はまだ無理だと思いますが、調剤薬局が集約化され、待ち時間が増加し、薬剤師が過剰になって、募集で容易に薬剤師が集まるようになれば、院内調剤に戻って患者サービスを向上させ、集客につなげたいと考える病院経営者は少なからずいるように思うのです。そうなれば、薬局の命運が左右される（尽きる）のかもしれません。

看護学校

准看護師とは戦後の看護師不足を補うために発足した制度です。国家資格ではなく、都道府県ごとの試験で認定されます。資格取得に必要な授業時間は看護師より短く、試験も容易で、その昔は女性が中学卒業後に病院で働きながら学校に通い、資格を取るケースが多かったのです。

医療機関にとっては、住み込みで医療業務の助手をさせながら学校に通わせ、その後、御礼奉公という名の下、安い人件費で看護師を雇うことのできるシステムでした。

准看護師は、医師や看護師の指導の下に業務をすることになっていますが、実際には、看護師と准看護師の仕事内容にはっきりした区分は不明瞭なのです。

今はどうか知りませんが、ガングロ、山姥《ヤマンバ》も教室にいた時代がありました。所属する医療機関でこき使われて疲れ果てていたのかどうかは不明ですが、准看課程の一部の生徒はいつも寝ていました。准看は国家資格ではないため、比較的簡単に通る時代が長かったためか、授業には出席せず、試験は白紙、それでもレポートで合格にしてくれと教官に頼まれたこともありました。

准看の養成校では規定により一定の講義を勤務医がしなければなりません。

大学勤務時代や関連病院時代も含めて、看護学校の講義を随分行いました。講義料はとても安く、ほとんどボランティア程度の金額でした。

随分前の話です。某看護学校の教頭とかいう人物が病院に突然やってきて、看護学校の講義を引き受けろと迫るのです。講義して試験して採点して、準備も含めると相当な時間と手間がかかります。講義料が非常識に安いことも言いましたが、増額できないとの一点張りでした。講義に出なくても白紙でも合格させろと言うなら、わざわざ医師が講義する意味はないのではないかとも質しました。

それでも、人に頼みごとをするのに手土産の一つもなく「講義をすることは勉強にもなるから」などと勝手な論理を振り回すのです。

この教頭なる人物は医療関係者ではなく、普通の公立学校の元校長ということでした。こんな非常識な人物に給与を払うぐらいなら、講義料を若干でも上げればよいのではと思いました。

こんなやり方では教える方の士気も下がるだろうと思いました。こんなやり方が続くわけがないと思いましたが、その後時間の経過とともにこの看護学校の生徒は減少し、経営は次第に傾いていったようです。

准看の養成機関を残して、安い人件費で雇用し、経費を節約したいという開業医たちの切羽詰まった気持ちがあるのかもしれませんが、このシステム自体が今の若者に受け入れられないのか、安い人件費で使われることを避けようとして、准看のなり手が減少し、看護学校の定員割れが続いています。

医療関係者はプロフェッショナルな存在であり、その教育は矜持《きょうじ》と自律を備えた職業人として、世に尽くす人材を育てることにあります。そういった理念と哲学で看護学校の運営を行うなら、生徒数の減少にも歯止めがかかるかもしれないと思うのですが、実状との乖離があるのでしょうか。

フリーター医師とフリーランス

一般の方はご存じないかもしれませんが、医者の世界にもフリーターはいます。

医師には大学の医局制度というのがあり、医師は大学医局に所属し、そこからの派遣という形で病院に勤務しています。その昔は、大学の医局に属さないと一流の病院には就職できず、良い先輩にも巡り合えませんでした。結果、医師としての教育が医局に属さないと十分には受けにくいということになります。

ある程度の年数を医局の指示に従って勤務すれば、大学が最終的な就職先を貢献度や能力に応じて紹介してくれるのが一般的な道です。紹介先の勤務地や収入などの条件が気に入らなければ、開業という手段もあります。

医局制度は、医師が集めにくい地方の病院にも医師を派遣することで地域医療を支えています。また、医師の勤務内容に医局が責任をもっており、病院が医師に不満がある場合には本人と病院がもめることなく交代させることができるので、病院にとってもとても便利な制度です。医師にとっても就職先を自分で探す手間が省けるうえ、就職の条件面で不満があれば医局が本人に代わって交渉してくれるといった利点があります。

そんなこんなで、日本の医療を長期にわたって支えてきたのが医局制度でした。この医局制度を崩壊に導いているのがインターネットです。今は、医師の就職先やアルバイト先がインターネット上で簡単に検索できるのです。医師専門の転職サイトもあります。

日本では、医師の給与の自由化はほとんど進んでおらず、診療科によっての差はほとんどありません。医師の給与は、年齢や医師となってからの経験年数、役職によって決まり、その上に呼び出し手当や時間外といったものが加算されます。

医師は、働き方改革でも時間外の上限が別枠で設定されたように、時間外や呼び出しの多い職種で、学会発表のスライド作成や論文作成、診療に必要な勉学などの自己研鑽を時間外に含めると給与がとんでもない高額になるため、本当に必要な診療以外の時間外はほとんど認められないのが現状です。

近年、外科志望者が全国的に激減しています。それは、外科医師が激務で、夜間の呼び出しも多く、高度な技術や修練を必要とされ、責任の重い医療を担っている割にはその社会的評価や経済的評価が低いためです。

外科医師は救急医療を支えるために重要な医師です。外科医師がいない病院は救急医療が成り立ちません。地方の公的病院には、外科医師の充足は絶対必要条件なのです。

最近の若い医師たちは、給与に差がなければ、呼び出しや超過勤務の少ない診療科を選択する傾向があります。わずかなミスが重大な合併症を引き起こす手術やそれに伴う訴訟を避けたいという意識があるのだと思います。

外科は地域医療を支える重要な診療科ですが、それに見合うだけの収入が得られないと若い医師が考えているのかもしれません。収入はどうあれ、世のため人のために尽くし、それが喜びややりがいになることが医師として幸福な生き方である、という教育を私の世代は受けてきました。

逆にそうであるからこそ、医療を金儲けに利用しないようある程度の収入を含めた生活が保障されていた職業だったのです。

しかし、医療が高度化しているにもかかわらず、社会が医療技術を評価しない社会システムになっています。どんなに難しい手術を海外で学び、神の手の技術を手に入れたとしても、それに見合うだけの収入は日本では得られません。

名人がしようが、初心者がしようが、手術料金は全国一律です。都会の方が土地代や人件費など経費は多くかかるにもかかわらず、医療費は病院の規模や機能に応じて変動はあるものの、同程度の病院間では全国一律に設定されています。

とても変なことだと思うのですが、手術は、下手な術者の手術料金の方が高いのです。下手な術者とは、手術時間が長く、出血が多く、術後合併症が多い医師を指します。

全国の救命救急センターで、搬送される患者さんの高齢化が進んでいます。

本来であれば、外傷による救急搬送や脳卒中、心筋梗塞といった一刻を争う医療の初期対応としての社会的役割を果たすために設置された施設ですが、老人病院での寝たきり患者の急変や末期癌患者の急変、軽症患者がタクシー代わりに救急車を使うといった搬送が増加していま す。

それらが救命センター職員のモチュベーションを下げているのです。独居老人、認知症、老々介護の増加に伴い、自宅退院が困難な患者さんが増加しています。救命救急センターでの救命が、自宅退院につながらず、要慢性医療患者を増加させているという問題点が指摘されています。

今後は、外科や麻酔科、救急医療を担う医師が減少することは間違いありません。ここに述べたような問題により、若い医師たちが逃げ出しているのです。

医学部の学生さんが、私のところに二週に一度研修に来ます。志望科を聞くと、小児科志望の医学生が比較的多いのに気づきます。

日本では小児の人口減少が著しく、小学生の人口は毎年二％ずつ減り続けています。昭和五十六年には一〇五六万人の小学生がいましたが、十年後には六百万人を下回ると予想されています。早い話、小児科の医師は将来的に患者さんが激減し、就職先の確保や開業が困難であることは間違いありません。なぜそんな科を選択しようとするのか理解しがたいので、いろいろ聞いてみたところ、ある事実が分かったのです。

病院の中で小児科は比較的独立しています。一時期保険点数が安く、比較的夜間救急が多い診療科ということで小児科は敬遠された時期がありました。その後、小児科は少子化対策の一環として、小児医療費の無償化が進みました。

小児といえばやはり感染症の割合が高く、時間外受診が多いのが特徴です。時代の変化とともにモンスターペアレンツの問題もあり、小児科の集約化が進み、一施設ごとの医師数が多く、筋肉質な体質に変化してきました。患者さんの持続的な減少もあって比較的休みも取りやすい科なのです。

今後は、医師の給与を診療科によって自由化しないと、診療科による偏在が表面化するように思われます。そうなると責任の重い、時間外勤務の多い診療科は敬遠され、なり手がありません。そうなると今までの制度では日本の少子化と急速な高齢化に対応できないことは目に見えています。

若者の職業に対する考え方が変化し、昔の制度についていけない若者がニートやフリーター化しています。医者も例外ではありません。働き方改革法案で医師には例外が認められたように、医師が時間外労働を拒否し、同一労働同一賃金の下、非正規労働者ばかりになると、医療システムは多分崩壊します。残念ながら、ネットで医師の就職先が自由に探せる時代になり、若い医師の労働に関する考え方は大きく変化してきているのです。もしかしたら全体として意識改革は難しい方向に傾いているのかもしれません。

外科医や救急医療を政治や患者さん自身が守らないと、必要な時に必要な医療が受けられなくなる時代が来るかもしれないのです。

医師としてスウェーデンで働いて

スウェーデンでは外来や病棟で働いてはいたものの、実際に患者さんへ説明したり、処方箋を書いたりすることはありませんでした。主には、臨床経過を見てカンファレンスしたり、レントゲン画像の読影をしたり、検査の助手を務めるのが主な業務でした。実際に、医師として本気で仕事をしたのは手術室がすべてでした。

言葉の問題で完璧には意思疎通がかなわない相手と手術を数多く経験できたことは、その後の外科医としての人生に大きな影響を与えてくれました。

手術で大切なことは、術者が論理的な手順に基づいて手術を進行させることです。解剖を理解し、解剖に逆らった手術をしないことも大切です。手順を大切にし、理論に基づいて手術を進めていくことは、外科医としての共通言語で手術を行うことになるのです。

留学後、山口大学医学部附属病院に教官として就職しました。若い学生や医師に医療と医学を教えるのが主な仕事でした。教科書に書いてあることを講義資料としてスライドやプリントにまとめ、講義をすることは慣れてしまえばさほど難しい仕事ではありません。

教官として、最も困難なのが手術手技を教えることです。手術は最初、見様見まねで入りますが、それだけではすぐ壁にぶつかります。上手な人の手術を見るだけで上手になるのなら、教科書的な手術ビデオを一日中眺めていればよいのですが、それだけでは上達しません。

スポーツのように実際にやってみる経験が必要なのですが、いくら練習しても上達しない人がいるように、経験だけでは上達しないのです。特に三十歳を超えると自然な上達は望めません。

教官として、手術が思い通りにゆかない医師からよく聞いたことは「僕は手術を経験させてもらってないから、上手にできない」という言葉です。そんな時には、「周りを見てごらん、一番沢山手術をした医師が最も手術上手ではないことに気付きなさい」と説明していました。

術野を解剖に沿って論理的に展開し、進行させれば、安全かつ早い手術が可能になるのです。器用な医師、不器用な医師がいることは事実です。しかし、論理的に手術を進める限り、手術はきちんと進行してゆくのです。

論理的に展開させるのは、マニュアル通りに進行させることとは違います。人の体の中は、一人一人微妙に違います。脂肪の厚さ、動脈硬化の有無、例えば腎動脈の数も一人一人みんな違うのです。しかし、必ず共通の部分もあります。

「脂肪が厚かったので、間違った血管を切断した」という言い訳は、論理的に手術を進めればあり得ないのです。手術を論理的に展開できず、見様見まねで覚えた医師が手術をしているということなのです。

論理的に進行させるためには、解剖を理解したうえで、手術手順を論理的な根拠をもって進めることが必要です。言葉にしなくても、尋ねられた時に説明できればよいのです。術者と助手が手順を論理的に理解していれば、言葉が通じようが通じまいが手術はきちんと進行し、安全に終了します。

言葉が十分には通じない医師との手術は、私の外科医としての人生にとても素晴らしい財産を与えてくれました。しかし、私の得たものを次の世代に伝えること、これが簡単なことではありません。

手術をはじめとする治療法全体が高度かつ複雑化し、医療に高度な知識と技術が要求される時代になってきました。それと同時に、医療過誤に対する世間の目も年々厳しくなってきています。現在では医事訴訟や医事紛争はさほど珍しいことではありません。

今の時代には信じられないかもしれませんが、それほど昔ではない先輩たちの時代には、医療ミスをしても滅多に訴訟には発展せず、謝罪だけで済むことが本当にあったようなのです。

一九六〇年代に発表された山崎豊子さんの『白い巨塔』という長編小説は胃癌手術をめぐる医事訴訟を題材としたものです。一審は患者さん敗訴、二審は逆転勝訴という展開でした。まだ医事訴訟が珍しい時代でしたが、その頃から医事訴訟が次第に増加してきたように思います。

医事紛争は不幸にして起こってしまったものもありますが、それは患者さん側も医療者側も決して幸せな出来事ではありません。そういったものにならない安全な医療を行わなければならないのです。

大学医学部で医学教育をしてきた立場から言うと、少子化によるものかどうかは不明ですが、医学生の学力が年々低下してきているように思います。また、近年では、入学後二年程度で医師になることをあきらめドロップアウトする医学生が増加し、問題となっているのです。

医師としての能力を維持するために将来的にかなりの努力が必要なこと、休みが取りにくい生活、努力や危険に向かう見返りとしての収入が案外低いことなどを医学部入学後に初めて理解し、その山の高さに呆然としてしまうためのようにも思われます。

学力もそうですが、若手医師の気質も随分変化してきました。一般の会社のみならず、医師

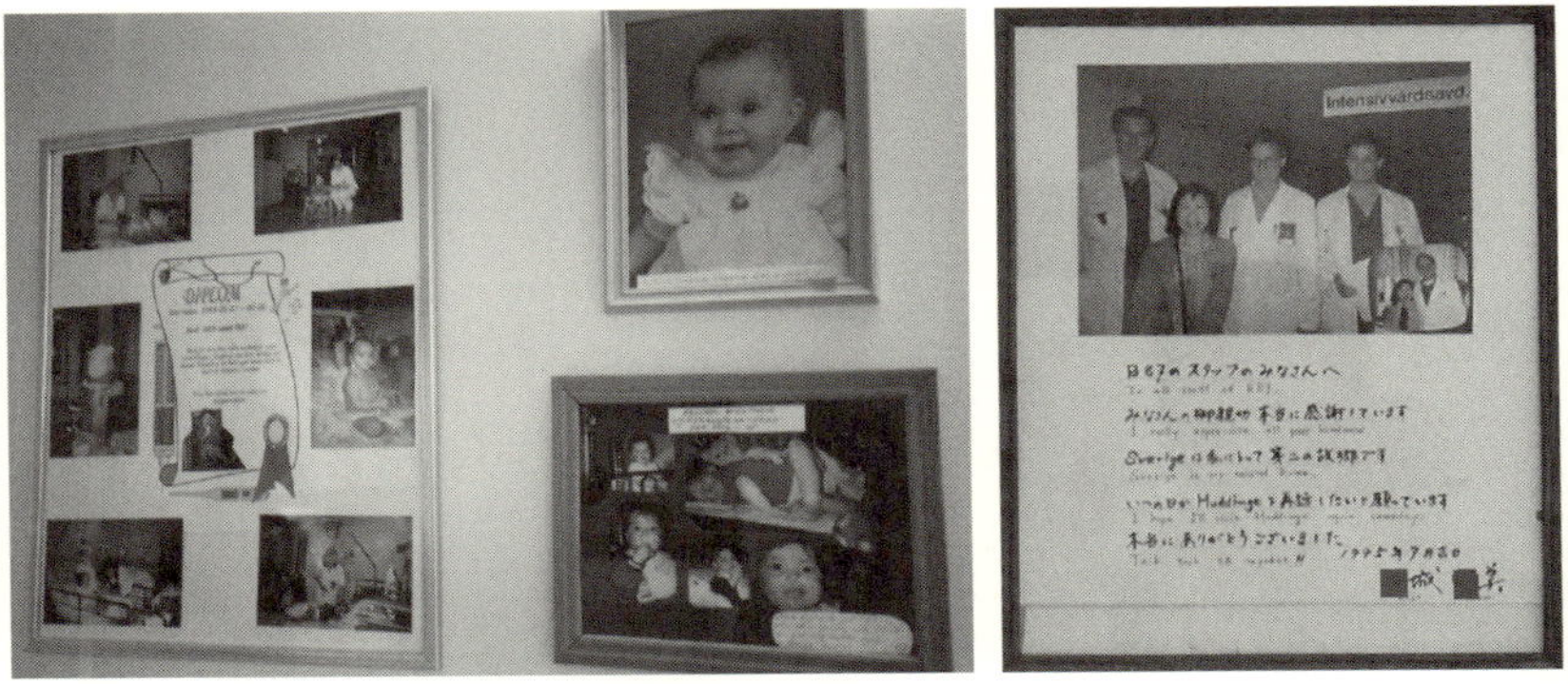

フディンゲ病院の病棟廊下に掲げてある患者さんたちからの感謝状です。日本の病院ではなかなか見ることができません。右は日本人の患者さんからの日本語の感謝状です。フディンゲ病院の移植外科で肝移植を受けて日本に帰られました。

ですら厳しい教育を施すと早々に辞めていく者があとをたたないのです。

別の章でも書きましたが、医師はどのような病院に勤務してもあまり収入は変わりません。逆に言えば、特殊な能力や技術を持っていても収入に直接結びつきません。そういったものを社会が評価するシステムを持っていないので、それを社会に還元することにより自己満足するしかないのです。

何か診療で困った時に、いろいろな方法で調べるより、まずはスマホを使って検索し、それで全て解決したような気がしている医師すらいるのです。「苦労は買ってでもせよ」という言葉は死語になったのかもしれません。お医者さんが、安易な仕事に流れたらどうなるのでしょうか？　救急医療や産科医療が崩壊しつつあるのもそれが理由の一つにあるのです。

若手医師を教育することが難しい時代になりつつあります。未熟な医師に、「失敗を恐れずやってみるかい？」と手術をさせる時代ではありません。ビデオやインターネットは発達しましたが、それだけでは医師の教育は進まないのです。

泌尿器科では近年、開腹手術が極端に減少し、経尿道的内視鏡手術や体腔鏡下手術が大半を占めるようになってきました。腹腔内視鏡手術は、手術できる空間に制限が加わるため、自由に鉗子やハサミを動かすことができません。空間や視野のつくり方に独特の感覚があり、ビデオを見るだけでは会得できず、簡単に上達しないのです。

結局、良い医師になるには医師本人のやる気と努力がすべてなのですが、社会にも医師のやる気と努力を援助し、優秀な若手医師を育てる責務があるのです。そうしないと、安心してかかれる医療機関が次第に減少していくのかもしれません。

本邦の医療費の行方

私が医師になった昭和六十一年頃は、まだ老人医療費が外来一カ月四百円の時代でした。老人医療はもともと、国民健康保険加入の高齢者の自己負担割合が三割、健康保険の扶養家族の自己負担割合が五割でした。昭和四十四年に秋田県で始まった老人医療自己負担無料化は、ほぼ同時に東京都が追従、その後、選挙の人気取り（？）の公約として全国に広まっていきました。

時代は高度経済成長のピークで、所得倍増計画がそのまま実現する時代でした。団塊の世代がまだ若く、豊富な税収が得られた時代で、戦争の影響で高齢者人口が少なく老人医療費は微々たる時代でした。

日本列島改造論をひっさげて登場した田中角栄内閣が、一九七三年を「福祉元年」と位置づけ、社会保障の大幅な拡充を図ったのです。この年に、それまで国民健康保険加入の高齢者の医療費自己負担割合が三割、健康保険の扶養家族の高齢者の自己負担割合が五割だったところ、老人医療費の自己負担分を老人福祉法で負担するという形で、老人医療の自己負担が無料になったのです。

その後、伸び続ける老人医療費を抑えるため、高齢者の自己負担を外来一カ月四百円とされましたが、次第に増額され、二〇〇二年からは一割負担になりました。

現在日本は、過去のどの国でも例を見ないほどの高速で社会の高齢化が進んでいます。世界に類を見ない優れた国民皆保険制度を根幹とする社会福祉制度、高齢者や障害者に優しい医療福祉制度を持っている日本ですが、高齢化と人口減少による地方の過疎化が進行しています。

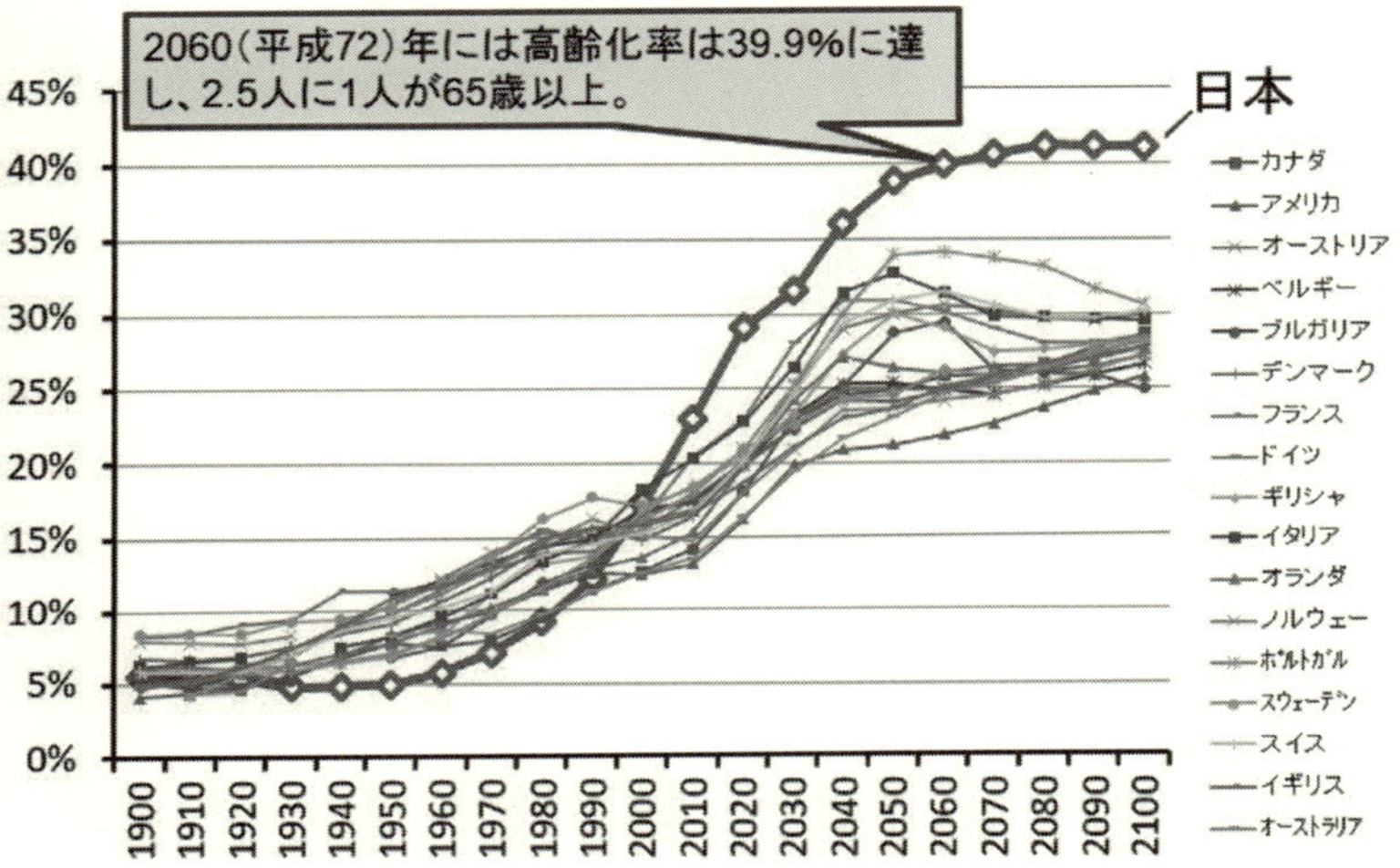

図１　主要国の65歳以上人口の割合（1850～2100年）

今のままでは、年金や医療保険を含めた社会保障制度がこのまま維持されるかどうか、国民の多くが不安を感じる時代になっているのです。

図１は主要国の六十五歳以上の人口割合を示しています。これを見ていただけると日本の高齢化の速度がいかに速いか一目瞭然です。

西側欧米諸国でも平均寿命の延びに応じて、社会の高齢化が進んでいますが、日本が特段、際だって高齢化が急速に進むことがお分かりいただけると思います。このグラフと同じように中国や韓国でも高齢化が進むのですが、それは日本に遅れること二十－三十年して始まります。

人口増加に悩む中国は「一人っ子政策」なるものをとっていましたが、日本の惨状に学んだのか、一人っ子政策を見直しました。しかし、社会の構造変化もあり、中国も少子高齢化の流

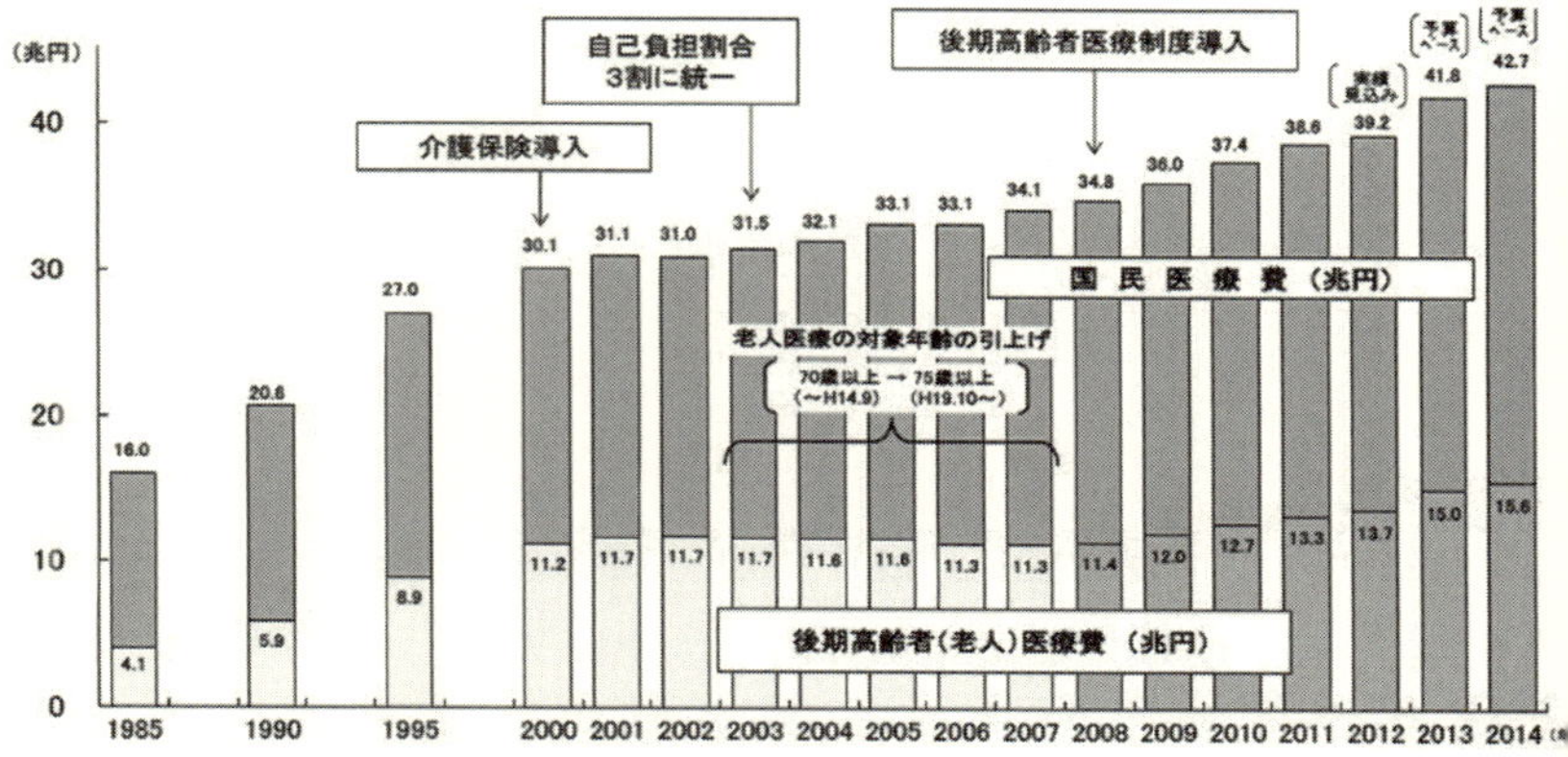

図２　我が国の医療費の動向

れを止めることはできていません。

韓国では日本に三十年近く遅れて高齢化が始まりますが、高齢化の速度は日本より十年程度短縮され、日本より遙かに速い速度で高齢化が進むことが予想されています。

かつての老人医療は年齢だけで区切っていたため、経済的に豊かな高齢者についても低額の自己負担でした。

厚生労働省「国民医療費」によると、一九七三年当時は四二八九億円（国民医療費に占める割合が一〇・八％）だった老人医療費の増加は国民医療費全体の伸びを上回り、一九八三年度には三三一八五億円（三・三兆円）で、老人医療費が国民医療費に占める割合が二二・八％となりました。

老人医療費の無料化により、医療を必要とする高齢者の入院増加のみならず、いわゆる要介護の社会的入

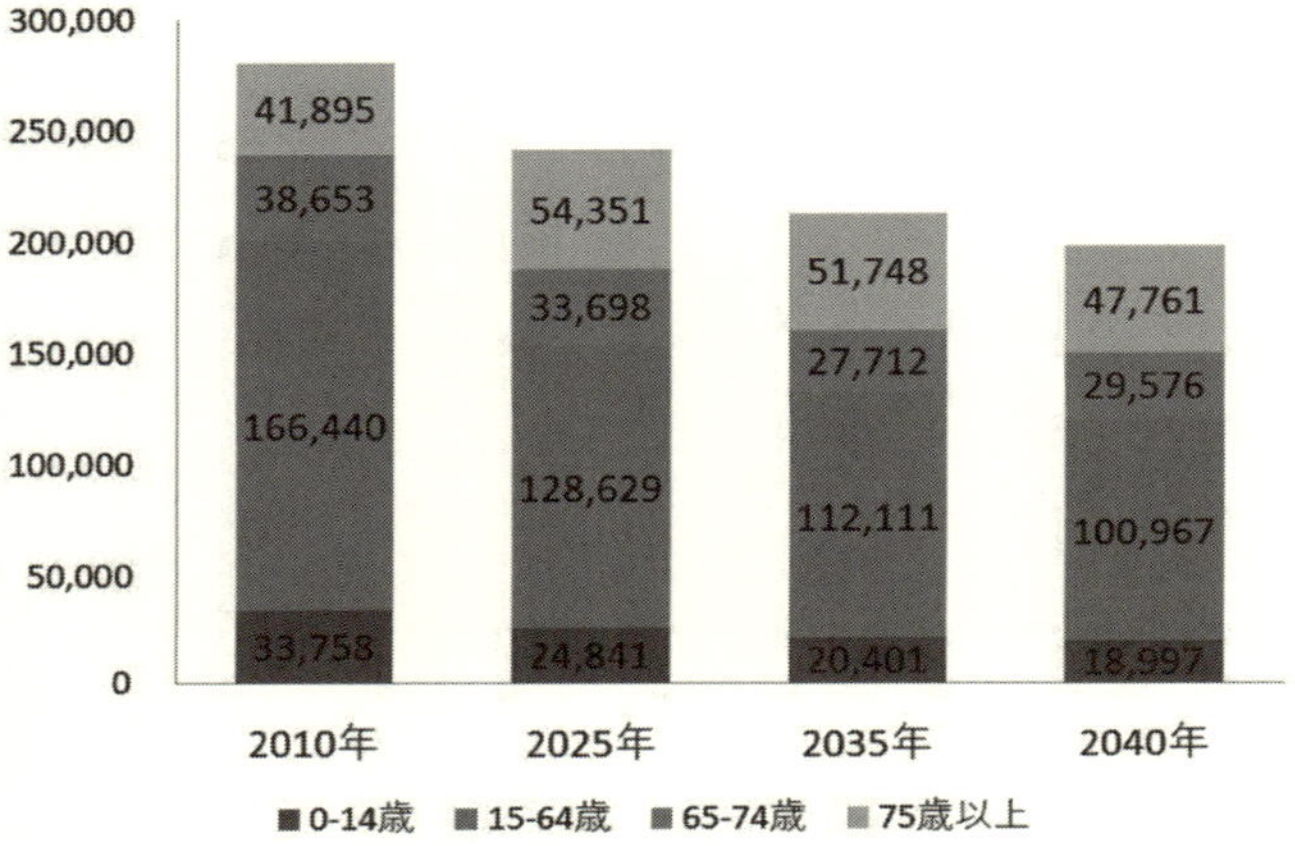

図3　下関市における人口将来推計（下関市医師会資料）

院も増加し、その結果、入院を必要とする人が入院しにくくなるという弊害が生じました。

そして、国は、高齢化が進む中での増え続ける医療費抑制のため、二〇〇八年四月からは「医療費適正化計画」を実施しており、その中には「療養病床の削減（医療型は一定の削減、介護型は全廃）」が掲げられていることから、病院としては入院患者の削減などの対応が求められ、そのしわ寄せは、社会的入院として入院していた高齢者のみならず、医療的に入院が必要な高齢者にまで及び、行き場のない高齢者が病院から追い出されるという事態となっているのです。

日本の人口減少はとっくに始まっています。下関市の例でいえば、日本の上位三百市の中で今後十年での人口減少率は十位以内に入るのです。

たとえ人口減少が進んでも、六十五歳以上の人

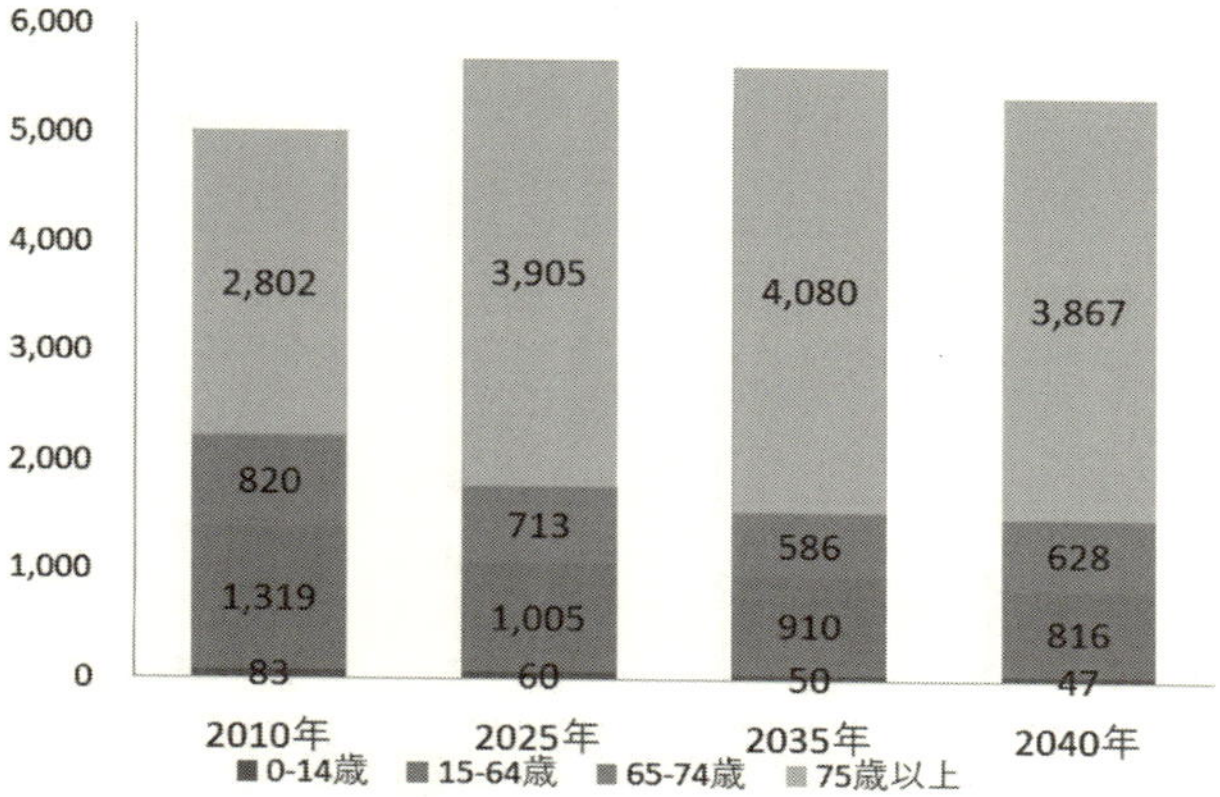

図４　下関市における入院患者数の推計

（一日あたり。下関市医師会資料）

口はしばらく減少しないどころか、増加するのです。ですから医師の中には、当分患者さんなんか減らないと断言する人が多いのです。事実、下関医師会が発表している入院患者数の推計（図４）では、二十年後でも入院患者さんは減少しません。

　このデータを見た医師の中には、下関市の急性期病床を五百床削減、慢性期病床を半分にするという病床数削減目標を守る必然性を感じないと言う人がいます。地域医療構想を真に受けるとそれこそ地方の医療が崩壊するという人もいます。患者さんは減らないのだと。

　図５で、国民医療費の内訳を示しています。

　財源構造としては、高額療養制度や医療保護政策、その他によりいわゆる公費（税金）が約十六兆円（二八％強）、患者さんが窓口で支払う医療費が六兆円（一三％）、協会けんぽなど給与から直接引

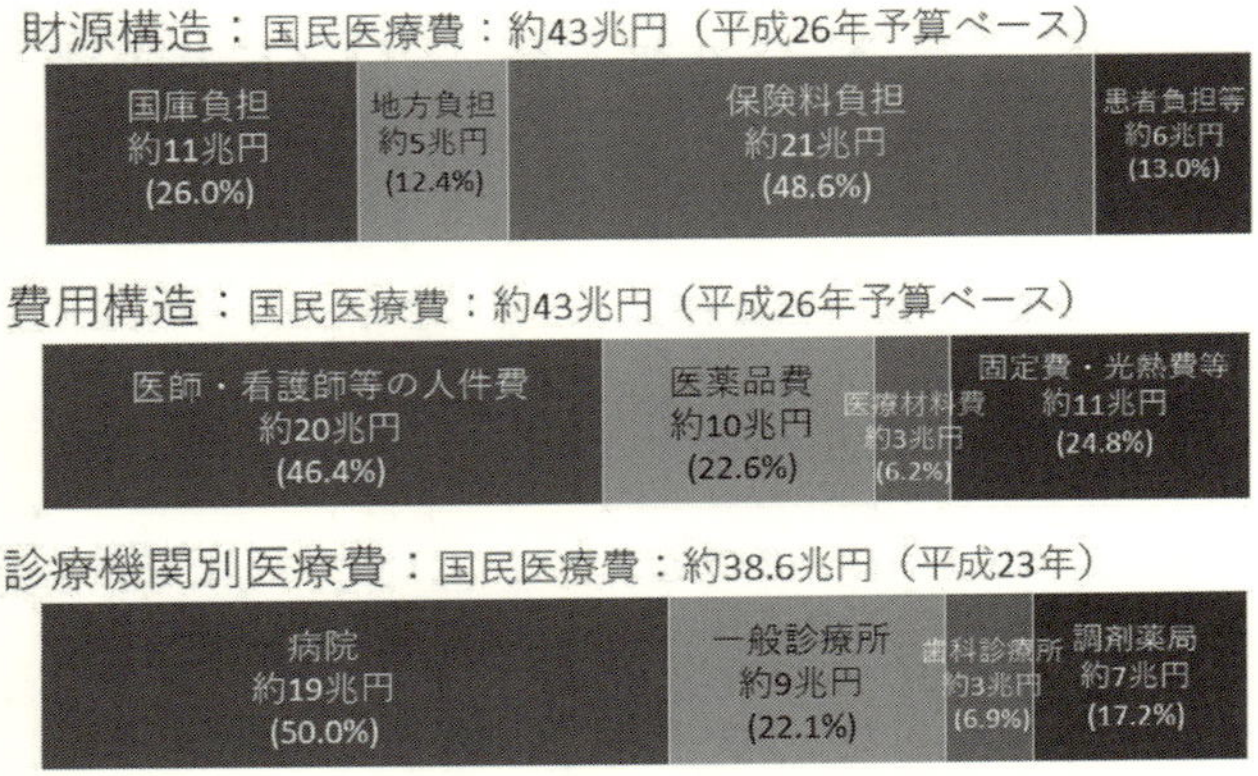

出所：財源構成比，厚生労働省「国民医療費」

図５　国民医療費の内訳

かれているものが十兆円強で、雇用者がそれとほぼ同額を支払っています。

費用構造としては、人件費が五〇％弱です。費用構造の中で固定費は医療機関の数を少なくしないと減っていきません。

近年、医薬品費と医療材料費が高騰しています。分子を標的とした優れた抗癌剤が開発され、高い薬価が設定されています。心筋梗塞や狭心症に使われるカテーテルやステント、不整脈治療に使われるペースメーカーなども優れたものが開発され、価格も上昇しています。

これらの医薬品や医療材料はすべての人に必要に応じて使用することができます。社会の高齢化に伴ってこれらを必要とする人は増加し続けています。政府はジェネリック医薬品の使用を推進することにより、医薬品費の削減を進めていますが、一年間の

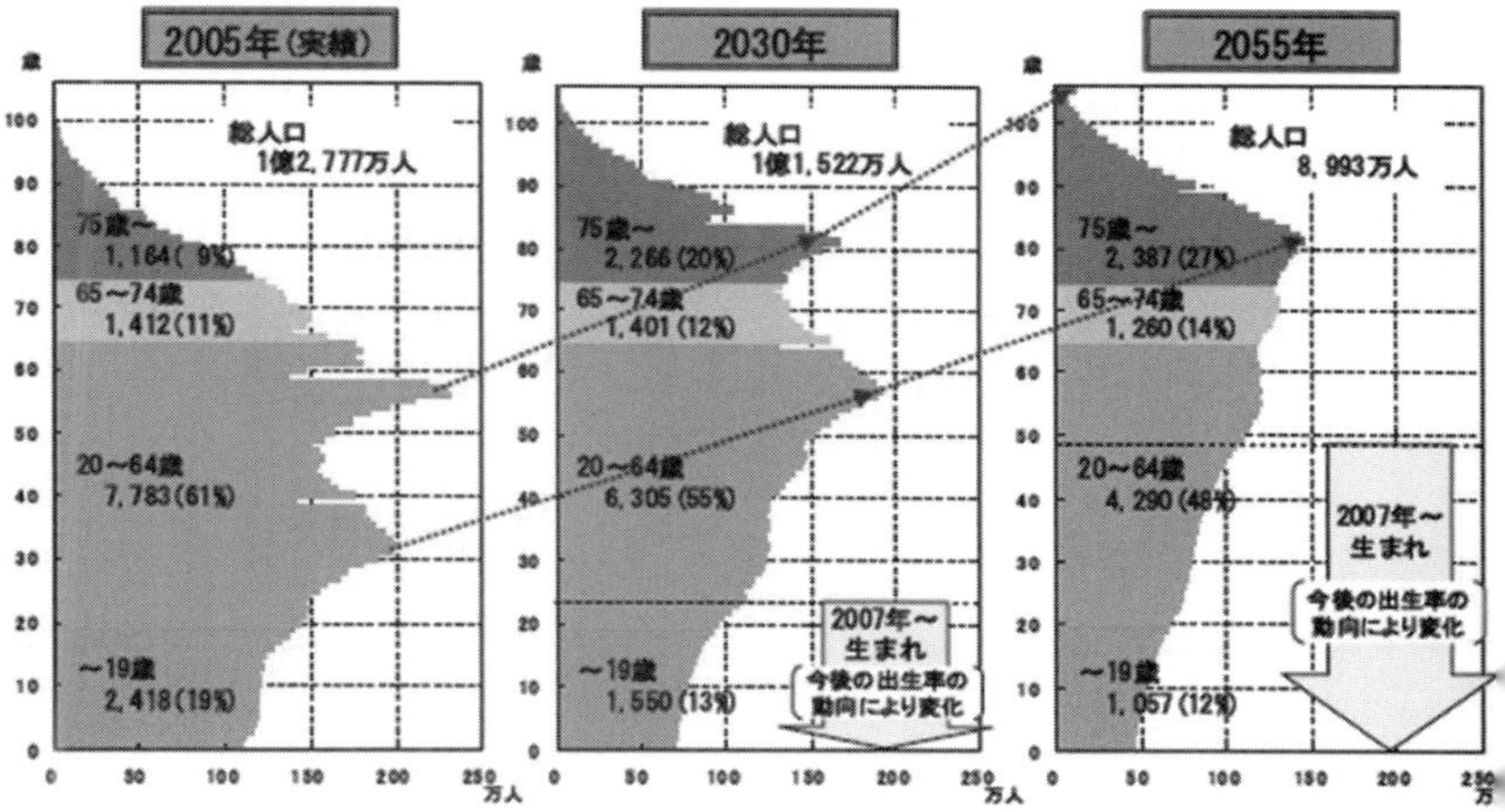

図6　日本の人口ピラミッド（2010年以降）

薬価が数千万円といった抗癌剤が保険適応になり、年齢や病態によって使用制限がありません。

例えばの話ですが、寝たきりの九十歳の患者さんに「オプジーボ」を投与しても、きちんとした病気があれば使用に制限はありません。高額の医療費を費やしても、家族のための年金受給期間を延ばすだけなのかもしれないのです。

伸び続けている国民医療費は今後誰が支払うのでしょうか？

日本の人口ピラミッドを示します（図6）。六十五歳以上の人々は、二十―六十四歳の人々によって支えられています。日本の総人口は減少していますが、その減少は二十―六十四歳の減少が主なもので、六十五歳以上の人口は今後二十年ほとんど減らないどころか、七十五歳以上の後期高齢者は増加するのです。

増え続ける医療費を賄うには、徴収する分を値上げするか、医療費そのものを圧縮するしかありません。

医薬品費や材料費の制限を行うことはリーズナブルな選択肢ですが、本当に実現可能でしょうか？ ある年齢以上の治療は積極的に行わず、緩和医療のみにするといったことが日本人に受け入れられるのでしょうか？

医療を制限するということは、同じ病気でも医療を受けられない患者さんを作るということです。そんなことが受け入れられるのでしょうか？ 政府がそのルールを作れなければ、医療現場にその判断を押し付けてくるのだと思います。医療機関が持ち出しで治療をしなければならない時代が来るような気がしてならないのです。

私が思うに、医療費の制限は、医療機関の統廃合により病床数を減らし、医療従事者を削減し、人件費を減らすしか方法がありません。減らない、高齢化した患者さんを、少ない医療機関が薄利多売の下に診療するしかないのです。結果、今以上に医療機関や医者は疲弊するのではないでしょうか？

すべての前立腺癌を治療すべきか？

医学部のポリクリ（医学部の臨床実習のこと）の学生さんに、ポピュラーな癌種の中で五年生存率が最も良い癌は何か？を尋ねると、前立腺癌という正解がほぼ返ってきます。五年生存率九〇％を超える予後の良い癌種の二位は？と尋ねると、学生さんは混乱し正答率約二〇％というところでしょうか。答えは乳癌ですが、小林麻央さんの印象があまりに強く予後の悪い癌種というイメージなのかもしれません。

平成三十年八月二十二日付けの「毎日新聞」に、前立腺癌のＰＳＡ検診は不要という社説が載りました。前立腺癌検診の意義に疑義をとなえる医師は少なからずおられます。また、市町村のがん検診への導入を勧めない動きも出ています。

ＰＳＡ検診の問題点は、早期発見による利益と不利益のバランスです。米国予防医学専門委員会の報告では、五十五歳以上で自覚症状のない一千人がＰＳＡ検査を受けた場合、ＰＳＡが四・〇ng/mlを超える患者さんの予想値が二四〇人。結果的に全員が前立腺生検を受けたとして、百人弱の前立腺癌が発見されます。全員が根治手術を受けた場合でも、前立腺癌による死亡を回避できるのは一－二人。六十人以上は医療行為により尿失禁などの合併症を経験します。

日本でも厚生労働省の研究班がまとめた指針により、市町村が行うがん検診へのＰＳＡ検査の導入は勧められていません。実際、熊本市や東京都八王子市はＰＳＡ検査を市が提供していないのです。

泌尿器科学会は、ＰＳＡ検診の普及を妨げることがないよう、前立腺癌検診の生命予後延長効果を含め、その意義についてデータを交えながら、その必要性を説明しています。しかし、学会が主導して指摘していることは、前立腺癌検診に反対する人々が問題としている本質的な部分とずれがあるように思うのです。

先日開催された西日本のとある学会で、ある施設から前立腺癌の摘出手術に関する発表がなされました。手術症例の診断時のＰＳＡの中央値が二九ng／mlという高値でした（ＰＳＡが三〇を超えると転移があることが多く、手術による根治性は期待できない）。

残念ながら、前立腺癌検診が過剰診断・過剰治療の原因になっているのかもしれません。検診を悪用し、それに乗じて、過剰診断・過剰治療を（医療収益を求めて行っている）医師の存在が検診に反対する人々の頭の中にあるのかもしれません。

こういった問題点を学会が主導し、過剰診断・過剰治療を行わないようにガイドラインを含めて教育・運動が十分なされれば、前立腺癌検診に否定的な意見は減るのかもしれません。検診を受け、きちんと診断し、予後を予想したうえで治療法を正しく選択することが正しい方向性だと思います。

もう一点は、経済的な問題です。少子高齢化に伴い、十五－六十四歳の日本の人口は減少し続けます。一方、高齢化が進み、六十五歳以上の人口は減少が少なく、後期高齢者の比率が増加します。

前立腺癌で死亡する人の平均死亡年齢が、日本人男性の平均余命を上回っています。前立腺癌は予後が良く、慢性疾患に近い臨床経過をたどるため、診断されてからの罹病期間が肺癌と比較し長く、医療費がかさむのです。肺癌には、多くの高額な抗癌剤が開発され目立っていますが、罹病期間が前立腺癌より短いため、前立腺癌の医療費の伸びは急速で、医療費では肺癌のそれを上回っています。

前立腺癌患者に高額な医療費を投資しても、年金受給期間を延ばすだけで、国のためにならないという意見は、大きな声では誰も言いませんが、心の底で思っている人はいるのです。

このまま医療費が増大すれば、国民皆保険制度が崩壊し医療費が自由化されるか、医療従事者は今よりはるかに低額の人件費で働くかしかありません。「平均余命を超えた前立腺癌治療は自費としよう」という意見が出ても不思議はないのです。

一方で、「年齢によって命の重さを差別するのか？」という意見もあります。しかし、医療費は無限ではないのです。自分たちの次の世代に大きな借金を残して、自分の子供たちの財産を年寄りが食い潰してはならないのです。

スウェーデンでの手術室のシステムとルール

日本の場合、病棟の看護師はたいてい診療科の専任看護師です。複数の診療科からなる混合病棟でも、それぞれの診療科を専門とする看護師で構成されています。スウェーデンも同じで、移植外科の看護師は移植外科専任です。

一方、日本では一般的に手術室の看護師は診療科専任ではありません。それぞれの診療科で中心になって働く看護師はいますが、毎日同じ診療科の手術があるわけではないので、今日は整形外科、明日は泌尿器科、明後日は耳鼻科の手術につくといったように、その日によって変わるのが一般的です。

スウェーデンでは、日本と違って移植外科専任の看護師なのです。いつも移植外科の手術があるわけではありませんが、自宅待機で手術のある時だけ呼び出しというわけでもありません。日本と違って、一週間、深夜なら深夜だけを連続して行い、次の一週間は休みというシステムなのです。

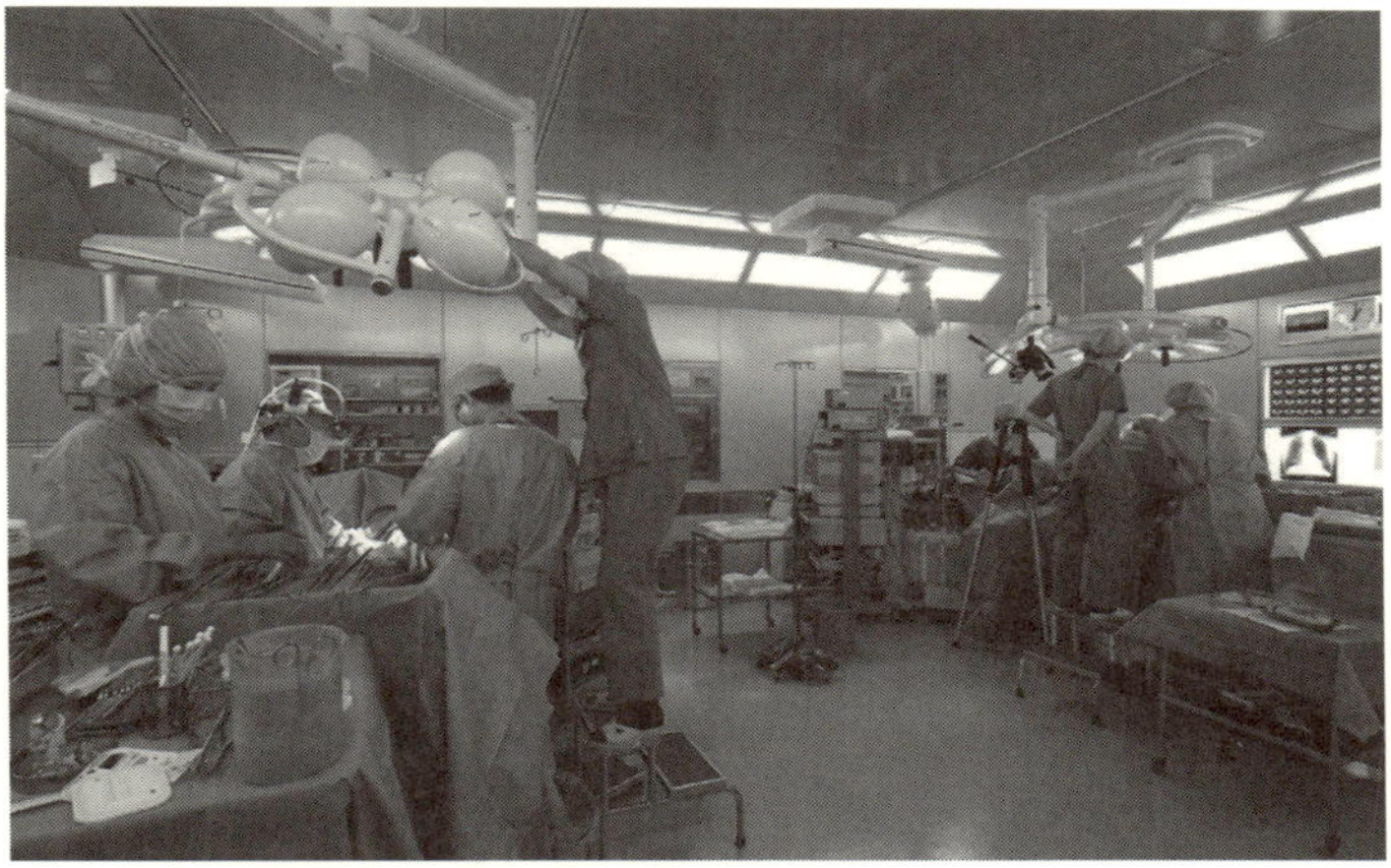

済生会下関総合病院での腎移植手術。ドナーとレシピエント両者の手術をほぼ同時進行で，同じ部屋で行っています。

患者さんが手術室に搬入される前から、看護師の一人が手洗いをして「清潔」（ここでいう「清潔」は、医学用語で言う無菌の状態で、汚れていないという意味ではありません）になり手術道具を出し、いろいろな準備をします。

スウェーデンの看護師は、目も含めて露出部位がないように「清潔」（無菌）の手術着を着ます。看護師に無菌の服を着せるために、日本の手術場の「清潔」看護師と同程度に支度した看護師が支度をするのです。

日本の手術場の「清潔」看護師は、自分たちだけで支度をするために「清潔」のレベルがスウェーデンのそれより若干落ちるのです。

麻酔導入された患者さんが手術室に搬入されると、患者さんの消毒をしてドレープ（覆い布）をかけます。消毒薬は日本ではポピドンヨードが中心ですが、スウェーデンでは主としてエタノールでした。ポピドンヨードは褐色の色が付いているために消毒された部位がはっきり分かりますが、エタノールは透明で、念入りで丁寧な消毒が行われていました。

術者の支度は「清潔」の看護師が行います。最初の「清潔」看護師を作った時のように手間をかけて支度をしてくれます。

日本の術者は自分たちだけで支度をするために、看護師と同様に、「清潔」のレベルがスウェーデンのそれより若干落ちるのです。

手洗いでは、無菌にはなれないことを前提としているかのように、消毒液で手洗いし、滅菌水で流した後に最後にエタノールで手洗いします。そして、腕を振って自然乾燥させます。手は拭きません。日本と違って、術者の手袋もすべて「清潔」の看護師が手袋を広げて手にはめてくれます。術者は手袋に向かって手を突っ込むだけです。いよいよ手術の始まりです。

手術室では清潔看護師は二時間交代です。準備が長いので、手術が始まってしばらくすると次の清潔看護師と交替するのです。私も最初は、手術が始まって間もない時間で看護師が替わることにびっくりしました。

それだけではありません。術者は助手を含めて四時間交替なのです。法律で四時間を超える連続手術は禁止されているとのことでした（罰則規定はなく、きりのよいところで休憩をとるのが一般的）。

日本でこの話をすると大抵信じてもらえませんが、交替が不可能な時には、途中で手を下ろして休憩を一時間程度とるのです。肝移植だと肝硬変の肝臓を摘出し、移植する肝臓の門脈と肝動脈の吻合が終わると、術者全員手を下ろしレストランへ食事をとりに行くのです。

もう昔のことだし、スウェーデンでの話なので時効と思い書きますが、ある日の肝移植手術で、同じように休憩をとって帰ってみると腹腔内は血の海で、創部から血が外にあふれ出ていました、冷静な麻酔科医は怒ることもなく、ポンピング（注射器を用いて静注を用手的に効率よく高速で行う方法、日本では大出血時の緊急時に施行することが多い）による輸血を静かに淡々と行っていたのでした。

もし日本で同じことをしたら、新聞に載るかどうかは別として、ありえない話として非難されるはずです。日本では手術中に休憩をとることは通常ではないという話をすると、「休憩をとるのは法律で定められた規則だ」と。そして、「ちゃんと休憩して手術しないと疲労によりミスが起こるほうが危険ではないか」と真顔で反論されました。

ドナー（臓器提供者）手術には、その尊厳を守るため、三名以上の医師が立ち会わなければならない法律もあり、医師・看護師の労働者としての権利、患者の尊厳と安全が法律によって規定されているように思われました。

人類の平均寿命を最も延ばす薬とは？

欧米、特にアメリカでは、「医療は健康と寿命を売るビジネス」と考えられています。だから、金持ちが自分のお金を使って健康と寿命を買うのは勝手だが、「そうでない人々にも安価で高度な医療を提供することは、若くて健康で高所得の人に対する増税と同じことだ」という考え方に基づいているのです。

医薬品の売上高で見ると（二〇一三年）、世界一位から、ファイザー、ノバルティス、メルク、サノフィ、ロシュといった順で並んでおり、日本のメーカーでは武田製薬が十二位でした。武田製薬はアイルランドのシャイアーを二〇一八年末に買収し、世界のトップ８に入りました。

欧米の企業に言わせれば、ビジネスとしての医療産業が相互扶助のために、社会主義のような「社会福祉事業」になることはあり得ないのです。

先に述べた一流の薬品会社が一生懸命開発し、販売している薬品の多くは、高血圧や糖尿病といった生活習慣病の薬や癌の薬です。しかし、高血圧や糖尿病、癌で多くの人が亡くなっている国というのは、ある程度以上の平均寿命がある文明国なのです。実は、世界の多数の人々が住んでいるのはアジアやアフリカであり、そういった地帯で彼らの平均寿命を縮めているのは飢餓と貧困、感染症、テロと戦争が主なものなのです。

人類の平均寿命を最も延ばす医薬品は何か？　と問われた時に、正しく回答できる日本人が何人いるのでしょうか？　答えは、マラリアと住血吸虫の治療薬です。

マラリアは蚊が媒介する東南アジアの感染性の風土病であり、ストリキニーネという特効薬はありますが、聴力障害を起こします。住血吸虫は、アフリカの感染性風土病で湖や川といった水を媒介して感染します。知らずにアフリカの湖で泳いで感染した日本人の報告もあります。

マラリアと住血吸虫に対する優れた医薬品は、それなりの医薬品メーカーが二千億円の経費と二一－三年の時間をかければほぼ間違いなく開発可能と言われています。治験に際しても、対象患者を集めることにほとんど苦労はありません。そして、開発すれば開発者にはノーベル賞が多分与えられるだろうともいわれています。開発したメーカーは、医薬品メーカーとしての社会的地位と知名度が上昇し、世界中からの称賛の嵐がふりそそぐことは間違いありません。

そんな薬にもかかわらず、未だにそれらの優れた医薬品は開発されていないし、開発の予定もないのです。それはまさに、医薬品メーカーが「医療は健康と寿命を売るビジネス」と考えているからで、実際にマラリアと住血吸虫の薬がアメリカや日本で売れることはあり得ないからです。そして、それらの薬を本当に必要としている人々は、それを開発した医薬品メーカーが納得するだけのお金を払えない人々なのです。

大村智《さとし》さんが発見・開発した抗寄生虫薬イベルメクチンは、熱帯地方の風土病オンコセルカ症およびリンパ系フィラリア症に極めて優れた効果を示し、疥癬症や糞線虫症の治療薬としても威力を発揮しました。利益のために作り出した薬ではないのですが、その成果が世界中で数億人の人々を助け、二〇一五年にノーベル生理学・医学賞を受賞したのです。

今からの医療に思うこと

医学の進歩は目覚ましいものがあります。僅か三十年前、私が医者になりたてだった頃と比較し、今の医療はそのレベルが格段に向上しました。

しかし、医者として第一線で三十年働きましたが、いろいろな矛盾に考え込むことは多いのです。医療レベルが上昇したことによって、医療がやりやすくなったのか？　簡単に病気が治るようになったのか？　患者さんたちはみんな今の状況に満足しているのか？　などを考えた時、医療自体は高度化したのですが、みんなが幸せになる方向に向かっているとは到底思えないのです。

医療行為自体にも矛盾がないわけではありませんが、特に医療における医療機器や薬品のコストは、それらがもたらす利益と比較して多くの矛盾を抱えています。そしてこれらは、病院の経営に影響を与えたのみならず、職場環境や薬品会社にも大きな影響を与えました。

本邦において、医療は「全員に公平で最善の医療を提供すること」が当たり前のことだと信じられ、みんながそれを目指してきたのです。本書で「日本人」の特性についてあれこれ言及してきましたが、日本人は自分だけが損をする話に敏感で、そのため、誰もがどの病院にもかかることのできる医療保険制度が国是として定着したのです。

一方で、医療の高度化（医療の進歩）は誰にも止められません。しかしそれに伴う医療費コストの増大や医療従事者の負担の増加をどうするかは、この国では議論の対象にすらならないのです。

高額な薬を誰に使うのか？　誰の医療費を節約するのか？　超高齢化社会では癌も含めて疾患は増加します。高額な医薬品を際限なく高齢者に使い続ければ、医療そのものが破滅に向かうことを医療従事者なら薄々感じているはずです。

日本中で、高度救急救命センターの収容者の平均年齢が上昇し続けています。救命センターの高度で高価な医療の多くが、平均寿命を超えた高齢者たちの脳血管障害や心疾患、癌患者の急変によって占められてきているのです。

医療費の破綻を防ぎ、次世代へのつけ回しを避けるために、高額な薬剤を節約したり、投与対象の患者さんに年齢などの制限を設けたりするといった内容の発言することは、それを発言した医療従事者本人になんら利益をもたらさないばかりか、大きな批判にさらされる危険があるために、誰も議論すらしようとしないのです。

医師の教育にしても多くの問題を抱えています。医師の教育の目的は「医師がプロフェッショナルな存在であり、自分の人生は自分で決めると同時に、矜持と自立を備えた職業人として、世に尽くす人材を育てる」ことにあると思います。

新しい専門医機構が何を目指しているのかは知りませんが、学会で長い時間を拘束し、偉い先生の実はどこでも聴ける話を、お金を払って聞くだけといったスタンプラリーでもらえる専門医に何の価値があるのでしょうか？　結局、機構が肥大し、大学教授が潤うだけの専門医制度では誰も幸せにしないと思います。

今まで治らなかった病気が治るようになってきました。難病といわれる希少な病気にも医薬品が開発され、日進月歩で医療は進化しています。世界中の医療関係者や製薬メーカーの努力の甲斐あって、進行癌も一部を除いてその予後は改善しつつあります。

しかし、医薬品の開発にはお金がかかります。一品目あたり数千億といわれる医薬品の開発コストの元を取るために、新規の医薬品の価格はとても高いものになりました。

転移性大腸癌の治療薬は、私が大学院生の頃は5－FUとロイコボリン救済療法でした。その後、イリノテカンやオキサリプラチンが開発され、現在では、5－FU、ロイコボリン、イリノテカンの三剤に加えて、アバスチンやアービタックスといった分子標的薬を加えた抗癌剤レジメが標準治療となっています。

確かに、5－FU・ロイコボリン救済療法の時代と比較し、転移性大腸癌の予後は二倍に延長しました。五年生存率も大幅に改善したのです。しかし、その間、医薬品のコストは三四〇倍になりました。

確かに医療としては進歩していることに間違いはありません。しかし、この進歩は持続可能な進歩なのでしょうか？

小野薬品工業によって開発された「オプジーボ」は、免疫チェックポイント阻害剤という新しい薬理作用を持つ抗癌剤です。今までは可能性のなかった癌の進行を抑えるばかりか、奇跡的な治癒の可能性をも示す薬剤として期待されています。しかし、とても高価で、薬価の対象となる癌患者の数を単純に掛け合わせると、簡単に数千億という数字が出るのです。保険財政が今後ともそれをすべて賄うことができないのは自明で、すべてを先送りし次世代につけ回しすればいずれ破綻します。

「オプジーボ」の薬価引き下げ云々は、問題の本質ではないのです。確かにこの薬剤は高いだけの価値はあります。しかし、みんなに使っていけるのでしょうか。

医療費の破綻を防ぐために、例えば、「二十歳には使って八十歳には使わないようにしよう」などという提案に対する議論が、本当に日本で可能なのでしょうか？

脳死下臓器移植のように、政治家や官僚たちは自分たちに都合の悪い判断は現場に任せて何もしようとしないのです。結局、「オプジーボ」を誰に使うかの議論を現場に押し付け、際限なく使えば医療機関が人件費を削って使わなければならない仕組みを押し付けてくるのです。結局、これからの医療機関は、まともできちんとした医療をすると、赤字になるようになるのではないかと危惧しています。

【閑話5】刺青考

職業柄、人の裸を見ることが多いので、刺青もよく見かけます。刺青は、日本では小さいものから大きいものまでいろいろありましたが、スウェーデンでは概して小さく、二の腕にしている人が多いようです。

刺青には、死亡した時の識別的意味合いもあり、日本では船員さんに多い傾向がありましたが、スウェーデンでは徴兵制度があり、戦時死亡時の識別として入れる人がいるとのことでした。

若い女性も、二の腕にポイントのような刺青をしている人がかなりいましたが、あまり美しい刺青は見たことがありません。日本の刺青はスウェーデンのそれに比べて芸術的で、手が込んでおり、色遣いが美しいように思いました。

日本では、その手の職業の方が、全身を使って仏像や龍の刺青をしているのを映画のみならず現実でも見たことがありましたが、スウェーデンでは残念ながら、多色を使用した大掛かりな刺青を見たことはありません。

図案も日本ではあまり見かけないものが多かった印象があります。文字を抽象化したような図案が案外多く、昆虫や動物、植物も見かけましたが、芸術的なものには出合いませんでした。

橋下市長時代に大阪市で、職員が刺青をしているかどうかの調査が社会問題になったことがありました。日本人は儒教的精神からか、先祖から受け継いだ体に人工的に装飾を施すことに抵抗があり、刺青は社会的アウトローの象徴とも考えられてきたのです。

また、ヨーロッパでは歴史的に見て、刺青が重犯罪の前科者の識別標識として使われてきたことは事実ですが、今ではそういった意味合いはなくなっているようでした。

病院で時折廊下ですれちがう、いつも白衣を着て歩いている職員（技師）さんは、左手にきれいな龍の彫り物をしていました。手の甲に龍の頭部があり、長袖を着ていてもはっきり分かるのですが、スウェーデンではあまり気にするほどのことではないようでした。

私が思うに、日本で同様に龍の刺青をして診療すれば、普通の病院では診療が止められてしまうか、退職が勧告されると思われるので、橋下市長の論理もあながち間違いとは言えないような気もします。

「日本空手協会」と漢字で、前腕に刺青をしているスウェーデン人を見かけたことがあります。スウェーデンでは日本ブームで、空手、柔道、合気道といった教室の案内をよく見かけました。「日本空手協会」の刺青は、印刷された文字を手本にしたらしく、少々貧弱な感じがして、あんまり強そうではなかったのです。

留学した部署のスウェーデン医師二人が空手を習っていて、うち一人が黒帯を持っていました。仲間内からはたいへんな尊敬の対象でした。「きみも空手ができるか？」とよく聞かれたものです。

「柔道なら中学、高校で習った」と答えましたが、柔道では尊敬の対象にならないようでした。理由は未だに分かりません。

余談になりますが、日本で、私がまだ若葉マークをつけて医者をしていた頃、きれいな彫り物をした人が入院してきました。注射当番で点滴をする羽目になったのですが、腕に彫り物があり、血管が全く見えなかったのです。免許取りたての頃だから、困った記憶があります。

「昨日来た若い衆は、アルコール綿花で刺す所を消毒したあと、綿花に色がついていないか観察していたぞ」と冗談を言っていましたが、私はそれどころじゃなかったのです。

この話には続きがあって、私が注射を終えて廊下に出たところで、目つきの悪い屈強そうな三人の男に囲まれました。何か粗相をしたのかと一瞬青くなったのですが、その一人がポケットから出したものは、なんと警察手帳だったのです。

付：『白夜の病棟日誌』（前作）の「あとがき」から

三十三歳の時に、脳死下臓器提供と臓器移植を学ぶためにスウェーデンに留学しました。数多くの症例と手術を経験しました。日本では泌尿器科医でしたので、普段経験できない脳死体からの多臓器摘出や膵臓移植、肝臓移植は貴重な経験でした。それのみならず言葉が十分通じない外国人との手術は、外科医として貴重な財産を私に与えてくれました。

スウェーデンの医療レベルや治療成績といったものは、日本とほとんど差はなかったように思います。しかし、医療内容やそれを取り巻く環境、医師と患者さんの関係などは、日本のそれとはかなり違う世界だったのです。

医者と患者の信頼関係も、この考え方を多くの医者が持つようになれば自然に形成されていきます。少なくともスウェーデンでは、医者は社会の尊敬の対象であるように思われました。

しかし、非競争社会というのはある種の欠点をはらんでいました。医者が自分の興味以外の仕事をしようとせず、実質労働時間は、日本人医師の半分以下でした。また患者に正直でフランクである半面、患者の責任も厳しく、医者のサービス精神は皆無だったように思います。どちらの医療がより正しく、理想に近いかは、あくまでも文化の違いであって、結論は出ないように思われました。

日本に帰って大学病院に勤務した後に、一般病院に転職しました。その間二十年間余、管理職や若手医師の指導教官を含めて、いろいろな経験をさせていただきました。

社会生活をしているとそのうち日本社会の良いところ・悪いところが目につくようになりました。そして生活の中で感じたことをスウェーデンと比較している自分に気づいたのです。日本人にとっては当たり前だと思われることも、スウェーデン人の感性から見れば不思議だろうと感じられることがありました。そして、そんなことを書いてみたいという思いにかられたのです。

スウェーデンと日本の違いは、最初は民族性とか宗教の違いからきているのかと思いました。確かに根底に流れる精神的な部分にはそういったものが影を落としているのですが、どうやらそれだけではなさそうだということが、少しずつ分かってきました。ひとりひとりの医師や患者さん、もっと言えば人間ひとりひとりの考え方が全く違っていたのです。

キリスト教の国では、神がいて、あとはみんな同じ人間なのです。スウェーデンではどこを切り取っても、「比較」という言葉が出てきません。人を上下や勝ち負けで判断せず、「多数派が正義」という論理もないのです。

スウェーデンの人々の基本的なものの考え方の中に、「ただがむしゃらに名誉や地位、金銭を得ようとすることは無意味なものであり、そして、自分のやりたいことだけに専念でき、それが社会や他人のためになれば、それで満足して生きることができる」というものがあるように感じられました。

日本の社会では、どの場面でも「比較」という言葉が出てきます。競争とか勝ち負けだけではなく、多数派か少数派かといった比較もあります。他人を自分より上か下かで判断します。名誉や地位、金銭でも上下を判断しますが、性格や社会性のみならず、年齢や性別をも含めて判断するのです。これは、仏教や儒教からくる考え方なのかもしれません。

（以下略）

あとがき

二年前の二〇一七年に『白夜の病棟日誌――脳死下臓器移植と高社会福祉政策の国スウェーデンより』という本を上梓しました。

前項はその本のあとがき（一部カット）です。

今回の本は、前作が売り切れてしまい増刷を検討していたのですが、内容的に脳死下移植の部分が多く自費出版特有の個人的な部分も多かったため、それらを削除し、内容的に残したいと思った文章は残し、新たに書いたものを追加しています。

という次第で前作との重複部分が少なからずあることをお詫びいたします。

社会やそれを取り巻く環境、そして日本人そのものが、私が医師になってからの三十年余りで大きく変化しました。

団塊の世代が後期高齢者になろうとしています。人間の死が一般社会と分離され、病院の中でしか経験できない時代が長く続きました。そのせいか、死が実感できない、死を自分のこととして受け入れることのできない人が増えているように思います。

私が医師になった頃のお年寄りと比較し、明らかに人々が変化してきました。死が自分のことととしてとらえられないと、永遠の命と生活を人は求めるようになります。

高齢者に対する投資詐欺のニュースが後を絶たないのは、お年寄りが欲張りなのではなく、自分の命が永遠なのでお金が減ることが不安なのだと思います。

一方で、降り込め詐欺やアポ電強盗の犯人たちは、先の短いお年寄りが大金を持っていることが無駄といった考えを持っているために、高齢者からお金を奪うことにさほど罪悪感を覚えていないのではないかとも思うのです。


一方で、日本の医療界では急性期医療や救急医療が危機に瀕しています。日本全国で外科医師の志望者が激減しています。外科医師は救急医療に必須の医師ですが、その不足は深刻な問題です。

下関市には四つの公的病院が旧市内にあり、輪番制で二次救急を行っています。が、一部の病院には大動脈解離や骨折に対応できる救急担当の外科系医師がおらず、当直医師が真夜中に受け入れてくれる病院を探さなければなりません。

都会の高度救命救急センターでは、救急搬送される患者さんの高齢化が深刻な問題になっています。搬送患者さんが、介護施設や高齢者向け住宅、老人病院からの寝たきりの超高齢者の急変に伴う搬送要請であったり、癌の末期症状の様態の悪化や急変であったりするケースが増加しています。

老々介護、独居老人、認知症、介護施設や高齢者向け住宅、老人病院から搬送された患者さんを治療しても、次の受け入れ先に苦労します。

研修医たちは、研修をするうちにこういった医療の矛盾に必ず気づきます。だから、研修後は都会に出ていこうとしたり、高齢者の救急対応を要求されない診療科を選択したりする傾向が強くなってきました。

一般の日本の人々は、国民皆保険制度や日本の医療制度が世界的に見て、極めて質の高い公平で幸せな制度だということに気づいてないような気がします。

ここ数年、私の周りで、辞めるのは惜しいと思われる医師が急性期病院を離れて就職するケースがぽつりぽつり増えてきました。真面目で正義感の強い医師たちが、医療制度の変化と矛盾に耐えられず少しずつやる気をなくして逃げ出しているかもしれません。

私がこの本で書きたかったのは、日本人と日本社会が抱える構造的な問題点が、解決の方向に向かわず、破滅に向かっているのではないかという懸念です。

病院はあるけれども、救急車で乗りつけてもきちんと診断・処置できる医者がどこにもいない、といった末恐ろしい時代が来なければよいと心配しています。

深沢七郎氏の著作、『楢山節考』や『みちのくの人形たち』の世界で描かれた、姥捨て山や間引きの世界は、もはや伝承・伝説の中の世界で現実感はありません。しかし、それらはそんなに遠くない昔の時代の話なのです。

そんな世界に戻ることはできませんし、戻るはずがないとみんなが思っています。しかし、このまま時代が進めば、何らかの解決方法を今からの人たちは探してゆかねばなりません。

この本は、医療界への警鐘のつもりはありませんが、今の立場として言えないこと、できないことへの思いを託した部分もあります。

やはり、この本の最後も、前作と同じ文章で終わりたいと思います。

私が医師になって最も良かったと思うことは何か、と聞かれたら、収入とかやりがいを別にして、スウェーデンに留学したことと思っています。辛いことも多かったのですが、スウェーデン人と生活し、話し合うことで、いろいろなことを学び、感じ取ることができました。自分が幸福に生きるために何をすべきなのか、ということを留学で学んだのです。

一生懸命家族や仕事のことを考え、退職したらこうしようとか、子供が一人前になって手が離れたらああしようとか考えて、毎日を我慢して生きている日本人は案外多いのです。日本人は仕事や家庭に縛られ、自由に飄々《ひょうひょう》と生きがいを感じて生きている人が、スウェーデン人よりもかなり少ないように思えるのです。

私はこの仕事を通して、多くの患者さんと話をしてきました。一生懸命頑張って生きてきた患者さんに、ある日突然、深刻な病気を告げなければならないことがあります。その時に、「こんな予定ではなかった」と、驚愕したり落ち込んだり苦しんだりする患者さんを何人も見てきました。

人間には仏教用語で「四苦八苦」という避けることのできない宿命があります。その中でも四苦と呼ばれる、生・老・病・死は必ず訪れ、その運命を避けることはできません。だからこそ、人生は日々の生活がすべてで、結果ではないのです。人の幸せは、その人の中にしかありません。そして、幸せはプロセスの中にしかありません。自分が幸せかどうかは結果を見て他人が判断するのではなく、自分がどう思うかだけなのです。

いつかは誰でも死んでしまうのです。一日一日が最後だとその日を精一杯生きることが大切だとつくづく感じます。

どんな運命になったとしても、たとえ自分が何か大きな病気になって入院する日の朝も、いつもと変わらず我が家の愛犬と散歩して、チェロにお別れをして病院に向かうような淡々・飄々とした人生を送りたいと考えています。
最後までお付き合いいただきありがとうございました。

令和元（二〇一九）年八月

著者

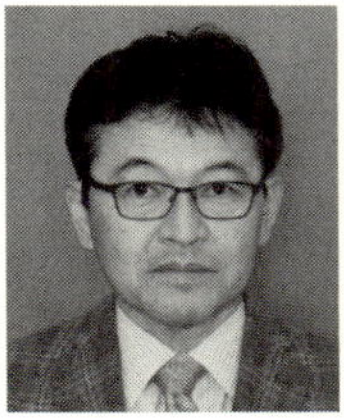

高井公雄（たかい・きみお）
昭和37年（1962年），山口県山陽町埴生に生まれる。昭和55年，山口県立山口高等学校卒業，昭和61年宮崎医科大学医学部医学科卒業，平成４年，山口大学大学院医学研究科外科系博士課程修了。医学博士。日本泌尿器科学会専門医，同会指導医，日本移植学会認定医，日本腎移植臨床学会認定医，日本内視鏡外科学会泌尿器腹腔鏡技術認定医，日本泌尿器内視鏡学会技術認定医。スウェーデン・カロリンスカ王立研究所移植外科留学。国際泌尿器科学会，米国泌尿器科学会などに所属。山口大学医学部附属病院講師などを経て，平成18年より済生会下関総合病院泌尿器科，平成22年より科長，平成28年10月より院長補佐。平成31年１月より副院長。山口大学病院臨床講師。専門は慢性腎不全，腎移植，前立腺癌。

白夜《びゃくや》のティータイム
日本《にほん》とスウェーデンの移植医療《いしょくいりょう》と社会《しゃかい》
❖
2019 年 9月 1日　第 1 刷発行
❖
著　者　高井公雄
発行者　別府大悟
発行所　合同会社花乱社
〒810-0001 福岡市中央区天神 5-5-8-5D
電話 092(781)7550　FAX 092(781)7555
印　刷　モリモト印刷株式会社
製　本　有限会社カナメブックス
［定価はカバーに表示］
ISBN978-4-910038-06-3